最新歯科技工士教本

歯科技工造形学

全国歯科技工士教育協議会 編集

Art and Design for Dental Technology

医歯薬出版株式会社

This book is originally published in Japanese
under the title of :

S<small>AISHIN</small>-S<small>HIKAGIKOSHI</small>-K<small>YOHON</small> S<small>HIKA</small>-G<small>IKO</small>-Z<small>OKEIGAKU</small>
(The Newest Series of Textbooks for Dental Technologist - Art and Design for Dental Technology)

Edited by Japan Society for Education of Dental Technology
© 2017 1st ed.

ISHIYAKU PUBLISHERS, INC
   7-10, Honkomagome 1 chome, Bunkyo-ku,
   Tokyo 113-8612, Japan

発刊の序

　わが国の超高齢社会において，平均寿命の延伸に伴って健康寿命をいかに長くすることができるかが，歯科医療に課せられた大きなミッションです．一方，疾病構造の変化，患者からのニーズの高まり，歯科医療器材の開発などが急速に進展してきたなかで，歯科医療関係者はこれらの変化に適切に対応し，国民にとって安全，安心，信頼される歯科医療を提供していかなければなりません．このような社会的背景に応えるべく，優秀な歯科技工士の養成が求められています．歯科技工士教育は，歯科技工士学校養成所指定規則に基づき，各養成機関が独自性，特色を発揮して教育カリキュラムを構築していかなければなりません．長年の懸案事項であった歯科技工士国家試験の全国統一化が平成28年2月の試験から実施されました．国家試験が全国統一されたことで試験の実施時期，内容などが極めて公平，公正な試験となり，歯科技工士教育の「スタンダード化」ができたことは，今後の歯科技工士教育の向上のためにも大きな意味があると考えられます．

　全国歯科技工士教育協議会は，平成26年11月に，歯科技工士教育モデル・コア・カリキュラムを作成しました．これは歯科技工士が歯科医療技術者として専門的知識，技術および態度をもってチーム医療に貢献できるよう，医療人としての豊かな人間形成とともに，これまでの伝統的な歯科技工技術を活かしながらも，新しく開発された材料，機器を有効に活用した歯科技工学を修得できるよう，すべての歯科技工士学校養成所の学生が身につけておくべき必須の実践能力の到達目標を定めたものです．また，全国統一化された国家試験の実施に伴って，平成24年に発刊された国家試験出題基準も近々に見直されることでしょう．さらに，これまで歯科技工士教育は「歯科技工士学校養成所指定規則第2条」によって修業年限2年以上，総時間数2,200時間以上と定められていますが，実状は2,500時間程度の教育が実施されています．近年，歯科医療の発展に伴って歯科技工技術の革新，新しい材料の開発などが急速に行われ，さらに医療関係職種との連携を可能とした専門領域での技術習得を十分に培った資質の高い歯科技工士を適正に養成していくためには，教育内容の大綱化・単位制を実施しなければなりません．

　歯科技工士教本は，これまで多くの先人のご尽力により，常に時代のニーズに即した教育内容を反映し，歯科技工士教育のバイブル的存在として活用されてまいりました．教本は，国家試験出題基準や歯科技工士教育モデル・コア・カリキュラムを包含し，さらに歯科技工士教育に必要と思われる内容についても掲載することによって，歯科技工士学校養成所の特色が発揮できるように構成されていますが，今回，国家試験の全国統一化や教育内容の大綱化・単位制への移行を強く意識し，改訂に努めました．特に大綱化を意識して教本の名称を一部変更しています．たとえば『歯の解剖学』を『口腔・顎顔面解剖学』，『歯

科技工学概論』と『歯科技工士関係法規』を合本して『歯科技工管理学』と変更したように内容に準じて幅広い意味合いをもつタイトルとしていますが，国家試験出題基準などに影響はありません．また，各章の「到達目標」には歯科技工士教育モデル・コア・カリキュラムに記載しております「到達目標」をあてはめています．

　今回の改訂にあたっては，編集委員および執筆者の先生方に，ご多忙のなか積極的にご協力いただきましたことに改めて感謝申し上げます．編集にあたりましては十分配慮したところですが，不備，不足もあろうかと思います．ご使用にあたりましてお気づきの点がございましたらご指摘いただき，皆様方の熱意によりましてさらに充実した教本になることを願っています．

　本最新歯科技工士教本が，本教本をご使用になり学習される学生の方々にとって，歯科技工学の修得のためのみならず，学習意欲の向上に資することができれば幸甚です．

　最新歯科技工士教本の製作にあたりましては，全国歯科技工士教育協議会の前会長である末瀬一彦先生が，編集委員長として企画段階から歯科技工士教育の向上のために，情熱をもって編集，執筆を行っていただきました．末瀬先生の多大なるご尽力に心より感謝申し上げます．

2017 年 1 月
全国歯科技工士教育協議会
会長　尾﨑順男

序

　人は社会との関わりなくしては生活できない．人と人とがコミュニケーションをとる際には，顔全体で喜怒哀楽を表しているが，そのなかでも口元が重要な役割を担っている．われわれ歯科技工士は，優れた技工術式によって生体の一部分である「歯」を創生することを生業としている．健康的で生命感あふれる歯を創ることによって，その人の個性美を醸しだし，患者さんの精神的・肉体的健康を保証しているのであり，そのことは広く人類社会に貢献しているといえる．

　近年の患者さんの歯科に対する要求，とりわけ審美性への欲求の高まりは目覚しいものがある．それらを叶えるために，歯科技工士は臨床的なテクニックの修得だけではなく，審美歯科の理論的・学問的背景を理解・修得しておくことの重要性がよりいっそう増している．よって，歯科技工士は美的感性を養い，想像力を培わなければならない．だからこそ歯科技工士は，「美」について永続的に学ぶ必要がある．

　1995 年刊行の「歯科技工士教本『造形美術概論』」，2007 年刊行の「新歯科技工士教本『歯科技工美術概論』」は，多くの学生が歯科技工に必要な美的感覚・素養を磨くための大きな役割を担ってきた．「美」というテーマは永久不変であり，上記のような理由からも，歯科技工士教育において本科目がより重要性を増していることと思われる．そこで本教本の執筆にあたり，教本科目名を『歯科技工造形学』とし，内容もよりいっそう歯科技工士専門教育に則したものとするよう心がけた．基礎造形学的には，歯牙形態の観察・デッサンの技法を介し，造形表現に至るまでを目標とした．色彩理論については，色彩の基礎から技工作業に調和する色彩環境，シェードマッチングの留意点を解説し，第 8 章では，コンピュータとグラフィックスソフトを利用した図面表現から 3DCG で制作する立体造形の基礎について紹介した．

　付録の「プロポーションガイド（歯の形態観察用アクリル板）」は，歯の形態表現（鉛筆デッサン）における使用方法を本書で紹介しているが，使用方法を工夫して咬合堤製作，人工歯排列，歯形彫刻などにもおおいに活用していただきたい．

　なお，本教本は，1 章 桑田正博，2 ～ 6 章 田中　誠，7，8 章 木下浩志が執筆した．

　最後に，本教本執筆の機会を与えていただいた全国歯科技工士教育協議会に深甚なる感謝の意を表する．

2017 年 2 月

桑田正博

最新歯科技工士教本 歯科技工造形学

1 美とは　桑田正博　　　　　　　　　　　　　　1

1 美について　1
1) 自然界の美しさと人工的な美しさ　1
2 歯科審美　2
1) 形が先か, 色が先か　2
3 人間の歯らしい歯とは何か？　4
1) 造形認識　4
2) 歯科において「美」を創造する　5

2 歯の観察に至るまで　田中　誠　　　　　　　6

1 感覚器官と認知　6
1) 日常生活と五感　6
2) 技工作業における触覚（触圧覚）　6
2 見ることのメカニズム　9
1) 光の役割　9
2) 眼の構造と各器官の働き　9
3 対象をどうとらえているか　11
1) 形の知覚　11
2) 技工作業と幾何学的錯視　12
3) 空間の知覚　15

3 歯の形態表現（鉛筆デッサン）　田中　誠　　17

1 準備と基本　17
1) 使用材料　17
2) 陰影とタッチ（シェイディングとクロスハッチングによるトーン）　19
3) 造形形態の陰影と表現　20
2 歯形彫刻用見本を描く　21
1) 白い歯を描くということ　21
2) 形の取り方　21

CONTENTS

4　前歯のスケッチから着彩・造形表現　田中　誠　31

1　口腔の観察と着彩表現 ⋯⋯⋯⋯⋯⋯⋯⋯⋯⋯⋯⋯⋯⋯⋯⋯⋯⋯⋯⋯⋯⋯ 31
1）色鉛筆画の実際　31
2　歯を描くということ ⋯⋯⋯⋯⋯⋯⋯⋯⋯⋯⋯⋯⋯⋯⋯⋯⋯⋯⋯⋯⋯⋯⋯ 33
3　自分の歯の観察と人工歯選択 ⋯⋯⋯⋯⋯⋯⋯⋯⋯⋯⋯⋯⋯⋯⋯⋯⋯⋯⋯ 34

5　顔の観察　田中　誠　38

1　解剖学的スケッチ ⋯⋯⋯⋯⋯⋯⋯⋯⋯⋯⋯⋯⋯⋯⋯⋯⋯⋯⋯⋯⋯⋯⋯⋯ 38
1）顔の観察　38
2）描写の実際　39
3）自画像スケッチ　40
2　粘土を用いた造形表現 ⋯⋯⋯⋯⋯⋯⋯⋯⋯⋯⋯⋯⋯⋯⋯⋯⋯⋯⋯⋯⋯⋯ 42
1）皮膚の表面性状と骨格　42
2）芯材と頭像骨格（製作例）　42
3）注意点と目標　46

6　歯科技工と色彩　田中　誠　48

1　色彩の基本 ⋯⋯⋯⋯⋯⋯⋯⋯⋯⋯⋯⋯⋯⋯⋯⋯⋯⋯⋯⋯⋯⋯⋯⋯⋯⋯ 48
1）色彩理論のはじまり—ギリシャ時代の色彩理論—　48
2）近代の色彩理論—ニュートンの色彩理論—　48
2　色を見る ⋯⋯⋯⋯⋯⋯⋯⋯⋯⋯⋯⋯⋯⋯⋯⋯⋯⋯⋯⋯⋯⋯⋯⋯⋯⋯⋯ 49
1）光と色　49
2）眼球構造と機能　50
3　無彩色と有彩色 ⋯⋯⋯⋯⋯⋯⋯⋯⋯⋯⋯⋯⋯⋯⋯⋯⋯⋯⋯⋯⋯⋯⋯⋯ 51
4　色の分類と表示 ⋯⋯⋯⋯⋯⋯⋯⋯⋯⋯⋯⋯⋯⋯⋯⋯⋯⋯⋯⋯⋯⋯⋯⋯ 51
1）マンセルシステム　51
5　色の見え方 ⋯⋯⋯⋯⋯⋯⋯⋯⋯⋯⋯⋯⋯⋯⋯⋯⋯⋯⋯⋯⋯⋯⋯⋯⋯⋯ 55
1）同時対比の種類　55
2）技工作業と色彩環境　57

最新歯科技工士教本 歯科技工造形学

7 歯科臨床における色彩　木下浩志　58

1 セラミック修復における色の表現 ……………………………………………………… 58
1）歯の色彩　58
2）色の三属性と補綴装置の色　58

2 天然歯の色 ……………………………………………………………………………… 59
1）前歯の色　59
2）臼歯の色　59
3）加齢による色調の変化　60

3 色調選択（シェードマッチング）…………………………………………………… 60
1）色調選択の手順　60
2）色調選択の照明・場所　63
3）患者に注意してもらう点　63

8 コンピュータグラフィックス　木下浩志　64

1 リテラシー …………………………………………………………………………………… 64
1）コンピュータリテラシー　64
2）カラーグラフィックスの基本　65

2 デザインと技法 ………………………………………………………………………… 65
1）カラーグラフィックスのソフトウェア　65
2）モデリングとレンダリングの基本　66
3）スカルプティング　68

参考文献 ……………………………………………………………………………………… 71
索　引 ………………………………………………………………………………………… 73

1 美とは

到達目標

① 人間が機能・造形美を追求した場合のシンメトリー形態の意味と自然界にみられる固有のバランスと生命感について理解できる.
② なぜわれわれは天然の歯を「歯らしい」と感じるのか. 人間の歯らしさを表す構成要素について理解できる.
③ 歯科審美の意義について理解できる.

1 美について

1) 自然界の美しさと人工的な美しさ

　　自然界には，一見同じ形に見えるものでも，一つとして同じものはない. 樹木の枝，木の葉，花，そして花びら，どれ一つとして同一形態のものは存在していない. しかし，われわれはそれら "**自然の姿**" に調和のとれた美しさを感じている.

　　人の顔も左右対称ではないが，それらのバランスがその人固有の美しさ（個性美）を表している. また，口腔内における隣どうしの歯（隣在歯，あるいは反対側の歯冠・歯根）も似てはいるが，鏡に映し出すような対照的な形ではない. 歯は，顔貌，唇との関わりにおいて個性を表す. そうした自然の美しさを筆者は "Perfect Imperfections"（完全なる不完全さ）と表現している（図 1-1）.

　　一方，人がデザインする造形物には，古来から現代に至るまで，**シンメトリー（左右対称形）** をとることが多く，このことで心理的安定感が得られるといわれている. エジプト文明における建築（ピラミッド），宇治・平等院鳳凰堂，サン・ピエトロ大聖堂，タージマハール（図 1-2）などのシンメトリー的造形は，近代ビルディングの多くにもみられる.

　　一方，近代建築家アントニオ・ガウディ*の建築様式はそれまでの常識にあてはまらない. 代表作サグラダ・ファミリア（図 1-3）にみられる不定形な曲線に接すると，それが建築構造の力学的な設計に基づくものであるにしろ，見る人に生き物のような躍動感を感じさせるのである. 人工物でありながら自然界の動植物のような生命

---

*アントニオ・ガウディ（Antoni Gaudi, 1852 〜 1926, スペイン）：スペインのカタルーニャ地方出身の建築家. 1883 年にサグラダ・ファミリア（聖家族教会）の設計引継の依頼を受けた. 同教会は未完成で, 現在も工事が続けられている.

歯科技工造形学

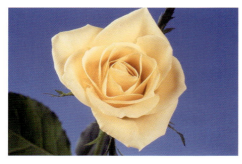

図1-1 樹木の枝，花びらは非対称，同一形態ではないが調和のとれた美しさを感じさせる（完全なる不完全さ，Perfect Imperfections）

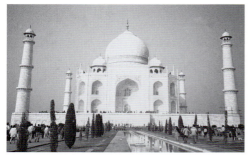

図1-2 世界一美しい建築物といわれているタージマハールは，正確無比なシンメトリーである（1632年から22年間かけて建造された）

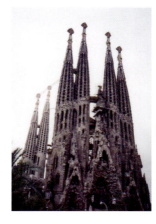

図1-3 アントニオ・ガウディの建築，サグラダ・ファミリアにみられる不定形な曲線に接すると，自然界の生物（生き物）のような躍動感を感じさせられる

感を感じるのは，対称性，比率などにおける不一致の妙（Perfect Imperfections）にあるといえよう．

このようにわれわれは，通常の人工物の整然とした外形にも，自然界の微妙な調和・姿にも，異なった意味での美しさを感じているのである．

自然界の非定型な調和に生命感あふれる美しさを感じるという事実は，生体機能の一部となる"補綴装置を創生する"歯科技工士は，特に心に留めておくべきである．

2 歯科審美**

1）形が先か，色が先か

自然界には「形はあるが，色がない」ものや，「色はあるが，形がない」ものは存在しない．つまり**形**と**色**は，密接不可分の関係にあるといえる．

この「形と色」について，印象派の父といわれるポール・セザンヌ***（図1-4）は，「自然のすべてのものは球，円筒，円錐に基づいて肉づけられている．そして，

**日本歯科審美学会では歯科審美学を次のように定義している．「歯科審美学とは，顎口腔における形態美・色彩美・機能美の調和をはかり，人びとの幸福に貢献する歯科医療のための教育および学習に関する学問体系である」

***ポール・セザンヌ（Paul Cezanne，1839～1906，フランス）：自然や静物，人物などを描くときにはモチーフと徹底的に向き合い，肖像画を製作したときには，モデルに100回以上もポーズをとらせた．静物画を描き終わったときに，すでにリンゴが腐っていたという話はあまりにも有名である．

1. 美とは

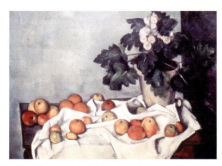

図1-4 印象派の父といわれるポール・セザンヌは,「自然のすべてのものは球,円筒,円錐に基づいて肉づけられている」という.まさしく歯にもあてはまる
(「静物」(セザンヌ),油絵,メトロポリタン美術館所蔵)

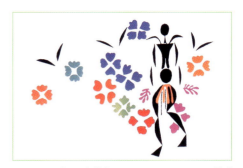

図1-5 色の魔術師アンリ・マチスは,「形が精神のものなら,色は感覚のものだ.まず形を描け.そして精神を養い,精神のなかへ色を導入せよ」といっている
(「黒人女性」(マチス),リトグラフ,ポンピドゥーセンター所蔵)

デッサン(素描,下絵)と色彩は区別できない」といっている.絵画における線と色との関係を意識した言葉であろうが,立体的な造形においても同様であり,われわれがつくる歯にもあてはまる.

一方,色の魔術師アンリ・マチス****(図1-5),は「形が精神のものなら,色は感覚のものだ.まず形を描け.そして精神を養い,精神のなかへ色を導入せよ」といっている.

いずれにしても,「形と色」は切り離せないものである.それでは,絵画のような平面(二次元)の表現と違って,彫刻のような立体(三次元)の表現において,「形と色」の関係はどうなっているのだろうか.立体造形においても平面と同じように形と色は不可分であるが,立体造形では「色をもった形」がある.言い換えれば,色のある材料で形がつくられるのであり,また,形がつくられたものに彩色して,造形物に生命感を宿らせるのである.

人間の歯も,人間の歯らしい形と色を有しているが(図1-6),人間の歯には,特

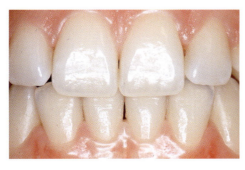

図1-6 人間の歯らしさを表す①〜⑤の要素(p.5参照)が観察できる

****アンリ・マチス(Henri Matisse,1869〜1954,フランス):フランスの生んだ天才画家で,ピカソが唯一恐れていた人物といわれている.2人は絵に対する考え方があまりにも違いすぎたが,お互いの才能をよりよく理解できる間柄でもあった.

有の透明度がある．人それぞれに固有の体形（姿），顔貌（表情）そして色と質感（Color & Texture）があるように，歯にもそれぞれ固有の「形，色，透明度，質感」がある．歯科技工士は，それらを複合的に構成して生命感あふれる「歯」をつくり，生体の一部として機能させ，生命を宿らせている．

　歯らしい歯を創生するための要は，形である．歯の形としなければ，歯の色，そして歯らしい質感も得られない．光が歯面に当たって反射し拡散することで，歯の色となるからである．歯の色をつくりだす歯の形は，輪郭，各部の構成角度，微細な凹凸度，質感（テクスチャー），そして滑沢度（材料の密度，硬度などで異なる）などから構成される．歯の色は，口腔内の周囲組織（歯肉色など），環境（唾液による湿潤，光の当たり方）との関わりだけでなく，半透明の歯質に吸収され，あるいは内部から反射・拡散するある量の光などが相乗効果をもたらし，トータルとして天然歯のような「歯」として視覚的にも認識される．

3　人間の歯らしい歯とは何か？

1）造形認識

　これまで形と色の関わりについて，いろいろと述べてきた．なぜ形と色について述べてきたかといえば，われわれ歯科技工士は，人工的に歯を模倣する，すなわち色のある材料で天然歯のような歯を造形する専門職だからである．

　われわれが模倣しようとしている天然の歯，それ自体は自然のものである．自然物である歯を，われわれが「歯らしい」と感じるのはなぜなのかを考えてみたい．

　筆者自身が経験したある日の出来事である．小さな子どもが家の外で遊んでいた．そのそばを猫が通ったので，筆者はとっさに猫を指して故意に「あのワンチャンかわいいね」と子どもに声をかけた．子どもは一瞬怪訝な顔をし，こちらをみて「ネコ！」と強い口調で言い返した．幼い子どもにも，犬と猫の区別はつくのである．シェパードのような大きな犬，チワワのような小さな犬，素材感，形，色などが全く異なっていても，「犬は犬」，「猫は猫」とわかるのである．同様に，熊，山羊，象，馬などの違いを，幼い子どもも一目でそれと認識する．それは「それらしさ」を経験則的にとらえているからである．

　人間の歯，肉食動物の歯，草食動物の歯，そして魚の歯，いずれをみても，われわれはそれを歯と認識するだけではなく，何の歯であるかも区別（歯学教育を受けた者が経験則的に判断）することができる．これらの歯は，何をどのように食べるかによって，その機能に応じた形をしている．

　人間の歯には人間の歯らしい形がある．すなわち，上下顎の中切歯，側切歯，犬歯，小臼歯，大臼歯はそれぞれ形が異なっている．雑食動物である人間の歯は，その機能に応じてほかの動物の歯とは異なった大きさと形をしている．また，身体と歯の大きさの比率，顔と歯の大きさの比率，唇と歯の関係，前歯，臼歯の形は，人それぞ

れに異なっている．歯相互の関わり（歯列），それらが人間の歯らしさとなり，機能（咀嚼，嚥下，発音など）を営み，人の個性（個性美）を演出し，健康美，人間美を象徴する．

人間の歯らしい歯とは何であるのか，さらに考えてみたい．歯の解剖学や歯形彫刻を勉強したわれわれは，どの歯をみても人間の歯とすぐにわかる．**人間の歯らしさ**を表しているのは以下の要素である．

①大きさ

②形態：彎曲，凹凸の度合など

③素材感：質感（テクスチャー），硬度，滑沢性，微細な凹凸度などの表面性状による光の反射・拡散

④半透明性：歯質の透明度と歯の内部・表面から受ける複合的な光の反射・拡散

⑤色：色相，彩度，明度，分光反射

このうち，人間の歯らしさを一番よく表しているのが形態と色，そして素材感である．患者に満足される歯（歯冠補綴装置）とは，形態はもちろんのこと，素材感（歯冠修復材料の質）を満足させたうえで，歯らしい半透明性と色（特に天然歯と明度が調和している）を有しているのである．

歯科技工士によってつくられる歯（歯冠補綴装置）は，口腔内で生体の一部として機能すると同時に，唇そして顔貌（表情筋）との健康的な関わりを保たせ，「自然感のある歯の美しさ」によって，その人の個性を創生する（歯科審美技工）．

究極の審美歯科とは，歯科技工士，歯科医師らが自然に代わって欠損した口腔の一部を回復させることで，患者が補綴装置の存在を意識することなく，健全な日常生活（食生活，社会生活）が営めることである．

2）歯科において「美」を創造する

個性，はつらつとした姿，健康な顔貌（心理的健康）など，それらすべてを含めて「人間美」というのであろうが，歯科こそが，人々の肉体的・心理的健康を保証するための基礎をなす重要な分野であるといえよう．

2 歯の観察に至るまで

到達目標

① 視覚情報に触覚情報を協調させる技工作業の有効性について説明できる．
② 繊細な視覚情報が必要な場合，十分な光量が必要な理由について説明できる．
③ ヒトの眼の構造と働きについて説明できる．
④ 技工作業と関わりの深い幾何学的錯視の種類と見え方について説明できる．

1 感覚器官と認知

1）日常生活と五感

われわれの生活は「**視覚**」，「**聴覚**」，「**嗅覚**」，「**触覚**」，「**味覚**」の五感から獲得された外界の情報によって支えられていることはいうまでもない．外界の物理的エネルギーは，各知覚器官から大脳に伝わり，過去の情報（経験など）と比較され，より精度の高い情報として認知される．

これら感覚のなかで「視覚」と「聴覚」は，プラトンの時代から「対象から離れても成立するため，ほかの感覚より優れたもの」と位置づけられ，この見解により視覚，聴覚に関わるもののみが芸術とみなされてきた．確かに外界からの単位時間あたりの情報量は，視覚と聴覚の占める割合が圧倒的であり（図2-1），日常生活に密着する優れた感覚であるといえる．なかでも視覚情報は，全体の80％を超え，大脳の機能の80％以上が視覚に関わっていることからも頷ける．

さて，技工作業の場合，知覚されるものの情報（形や色）が，いかに精細であるかが重要な意味をもつ．すなわち，五感のなかでも視覚情報は不可欠であるが，触覚の機能，役割を最大限に活かすことが求められるのである．

2）技工作業における触覚（触圧覚）

図2-1に示したように，触覚情報は通常，環境情報の1.5％を占めるに留まるが，画家は視覚，音楽家は聴覚のプロフェッショナルであるように，造形物を製作する歯科技工士は，触覚を活かす専門家でなくてはならない．

皮膚には，有毛部と無毛部（指先，手のひら，足の裏など）があり，日常において正確な触覚情報が必要な場合は無毛部を利用している．無毛部のなかでも示指（人差し指，第二指）の指先は感覚が鋭く，粒子サイズで1μm，粗さでいえば3μmの違

2. 歯の観察に至るまで

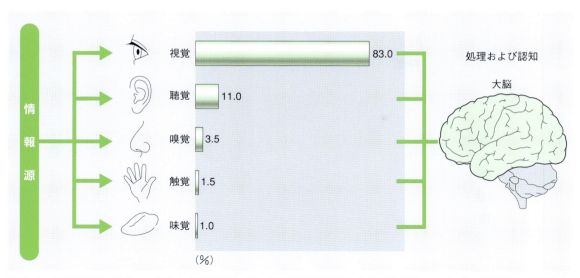

図 2-1　日常生活と五感．一般的な生活環境において各感覚器官がとらえる物理的エネルギーの種類とその割合

いを区別することができる．

　視覚情報の伝達はスピーディーであるが，錯視などの影響を受ける．逆に**触覚情報**は，情報伝達に時間を要するデメリットがある．そこで両者を意識的に協調させて補綴装置を製作することは，より合理的で精細に仕上げていくうえで有効性が高いと考えられる．

　図 2-2〜9 は，視覚情報に触覚情報を協調させ，技工作業（人工歯排列，歯肉形成など）を行っている例である．また，部分床義歯製作時のワイヤーベンディングなども，拇指（第一指）や示指（第二指）の触覚情報を中心とした作業である（図 2-10）．

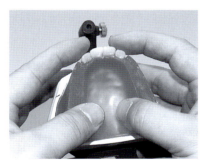

図 2-2　**前歯部人工歯排列**
左右の示指を同時に動かし，左右中切歯と側切歯との関係（均衡など）を視覚・触覚情報から確認している．

7

歯科技工造形学

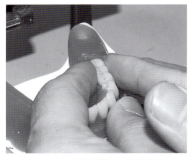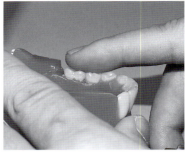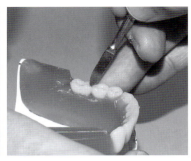

図 2-3〜5 臼歯部人工歯排列
咬合面から観察し，排列済みの近心の人工歯の中心溝を揃え，示指を使って頰舌側面での調和を確認している（左）．示指を近遠心に動かし，各人工歯の咬頭の高さに違和感がないか確認している（中）．形成器を近遠心に動かし，辺縁隆線の高さが揃っているか確認している（右）．

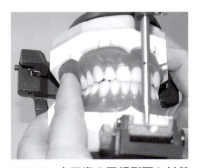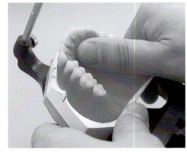

図 2-6 人工歯の唇頰側面と付着歯肉豊隆部の調和を確認している

図 2-7, 8 舌感を損ねない形態であるかを確認している
口蓋部舌面の確認（左）と下顎舌側部舌房の確認（右）．

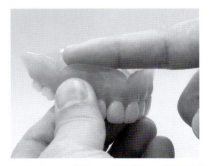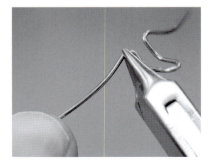

図 2-9 完成義歯の粘膜面，床縁部の面形状および面性状を確認している

図 2-10 線鉤製作の様子
拇指にかかる力はワイヤー加工量の調節に寄与する．

2 見ることのメカニズム

1）光の役割

　ものを見るためには，その場面に応じた適切な光量が必要となる．手術や歯科診療のような精密な作業が必要とされる場合は十分な光量が必要とされるし，逆に休憩室のような場所では，少し薄暗いほうが落ち着けるものである．それらの明るさを表すには，通常ルクス（lx）という単位を用いる．

　休憩室が100ルクス，学校の教室が200〜700ルクス程度の照度でよいとされるが，技工作業は，手術室などの場合と同様に750〜1,500ルクスが必要とされる．

　ヒトは元来，太陽光のもとで生活してきており，自然光が眼の機能に最も調和し，眼に優しい．したがって，必要とされる場所に**自然光**をできるだけ採り入れ，不足する光量を**人工光**（照明）で補い，適当な光量の環境を築き，身体機能と調和のとれた作業を営むべきである．

2）眼の構造と各器官の働き

　ヒトの眼の外形は球状をなし，頭蓋骨の眼窩に収まっている．その眼の断面構造と各器官について説明する（図2-11）．

　①光が眼に到達して最初に触れるのが，**角膜**である．角膜は光を大きく屈折させ，網膜に焦点を合わせる役割のほとんどを担っている．

　②角膜を通過した光は，**眼房水**を通過し，**虹彩**の中心部である**瞳孔**を通過していく．

　③虹彩は，円盤状の薄い膜で，瞳孔の開閉を行いながら，眼球内に入ってくる光の量をコントロールしている．瞳孔の大きさの変化は遅く，薄暗いところから明るい光に対応する（瞳孔を小さくする）には5秒（明順応），明るいところから暗い環境に変化した場合（瞳孔を大きくする）には5分程度（暗順応）かかる．

　④瞳孔を通過した光は，次に**水晶体**に到達する．水晶体は，光の屈折率をわずかに変化させ，網膜の必要な部分にシャープに焦点を合わせるため，厚みを変化させる機構が備わっている．水晶体には弾力があり，**毛様体筋**の緊張と弛緩により，小帯繊維を介して水晶体の厚みを調節する．

　⑤水晶体を通過した光は，ゼラチン質の**硝子体**を通過し，網膜に達する．

　⑥**網膜**は，神経細胞が相互連絡している薄い膜で，血管が網のように走る様子から命名されたという．網膜には，光受容細胞（視細胞）が分布しており，ここで光を感じることができる．

　⑦**視細胞**は，**錐体**（錐体細胞）と**桿体**（桿体細胞）とよばれる2種類に分類される．錐体は明るい光のもとで働き，色彩感覚をもたらす．桿体は薄暗い環境で働き，色彩感覚がなく，視細胞全体の8割程度（約1億）を占めている．この2つの視細胞

歯科技工造形学

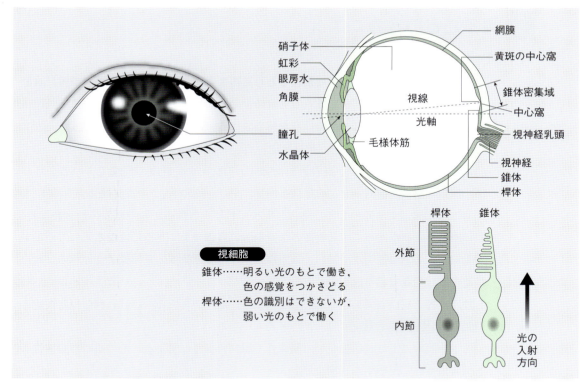

図 2-11　ヒトの眼の構造と各器官の働き

の分布は，全く異なる．

⑧錐体は，**中心窩**とよばれる直径 0.4 mm の最大視力をもつ部分を中心に集中する．

⑨桿体は，それ以外の場所に広く分散している．

⑩網膜上の光の情報を，視細胞が電気的刺激に置き換え，視神経を通って大脳に伝えて「見た」ということになる．

熟練した研磨工は 0.6 μm の隙間の有無を見分けるとされ，繊細な判断が必要な場合や，十分な観察（集中視）が必要な場合などには，網膜上の中心窩に情報が集中するよう焦点が合わせられる．つまり，技工作業の多くは，視細胞の錐体から情報を得ており，前項「光の役割」で触れたように，十分な光のもとでの作業が必要になるわけである．

3 対象をどうとらえているか

1）形の知覚

われわれの眼は，さまざまな情報をとらえることができ，必要なものを瞬時にみつけることができる．しかし，網膜上では，光や色が投影されたにすぎず，常に光の分布から「まとまり」を感じ取り「形」を知覚しているのである．コントラストの違いなどからパターンをみつけ，「点」，「線」，「面」として解釈していると考えられる．

視野に異質な領域がある場合，その領域を「図（形）」として知覚し，それ以外の領域を「地（背景）」として知覚する．図2-12 を観察すると，左右とも四角形部が「図」としてとらえやすく，その他を背景として観察することが多い．その他「面積が小さい」，「明度が高い」なども「図」として知覚しやすい条件になる．

上記から，図2-13，14 は技工作業に理想的な机上環境を築いたところである．凝視すべき**対象（図）**は**背景（地）**より，やや明度が高く，また，背景は無地で，机上整理の行き届いた環境のほうがより自然に観察できるため，われわれの視覚機能と調和のとれた，集中しやすい環境であるといえる．

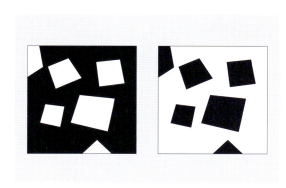

図 2-12　白黒逆転図

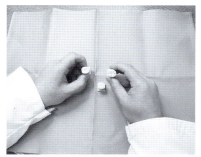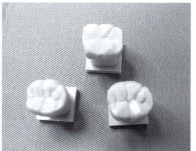

図 2-13，14　無彩色のベンチクロス上での歯型模型の観察

歯科技工造形学

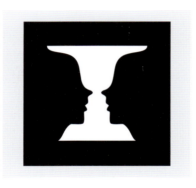

図 2-15　ルビンの錯視図形

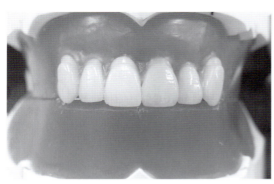 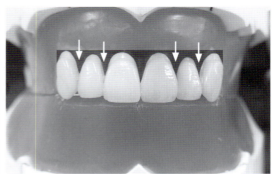

図 2-16，17　前歯部人工歯排列時の術者の一般的な見え方
上顎前歯排列後の様子（左）と鼓形空隙の形を「図」としてとらえやすく加工した画像（右）

　図 2-15 はルビンの錯視図形である．多くの人は，先に白い花瓶が図として，黒い部分は地として見え，続いて黒い横顔が図として見え，白い部分が地として見えるようである．特徴的な事柄として「花瓶と人の横顔が同時に図として見えることはない」ということが挙げられる．用紙に書かれた文章を読めるのは，字を図としてとらえる錯視効果のおかげである．
　図 2-16，17 は上顎前歯部人工歯の排列状態を前頭面から観察した様子を示す．ほとんどの場合，歯冠部を図としてとらえ，それ以外を地として観察する．しかし，既製の人工歯を用いる場合，鼓形空隙を図，歯冠部を地としてとらえ，図の形から排列状態（左右の対称性）を判断する観察力や方法の有効性も高いものと考えられる．

2）技工作業と幾何学的錯視

　幾何学的錯視とは，図の大きさや形，方向などを，実際とは異なって知覚してしまう現象をいう．この知覚は，現象を熟知した人を含め，すべての人に起きる正常な知覚であり，日常においてもわずかではあるが，さまざまな場面で起きていることが，特徴的事柄として挙げられる．
　本項では，特に技工作業に関連深いと考えられる現象をいくつか紹介する．

2. 歯の観察に至るまで

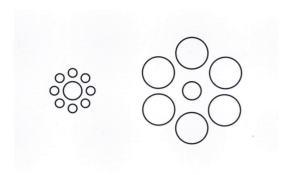

図 2-18 エビングハウスの錯視図形

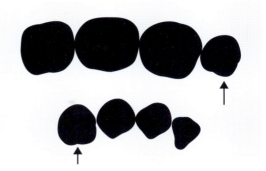

図 2-19 歯の図形（上：5678，下：2345）による大きさ対比の錯視図形

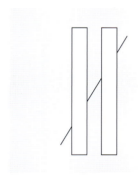

図 2-20 ポッゲンドルフの錯視図形

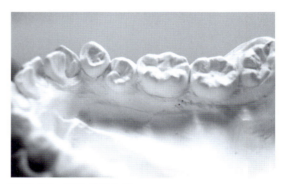

図 2-21 叢生状態の例

　図 2-18 はエビングハウスの錯視図形である．左右の図の中央にある円（**主図形**）は，同じ大きさであるにもかかわらず，周りの円（**条件図形**）との対比により，過大視または縮小視される．図 2-19 の歯列の図をご覧いただきたい．前記したように，個々の歯の形は，隣接する歯の大きさや外形形態の影響を受けるものと考えられる．ここでは5に注目したい．近心にある歯との比較においては**過大視**され，外形形態は全体に丸く見える．一方，遠心にある大臼歯との比較では**縮小視**され，外形形態は近遠心的に圧平され，近遠心径がやや狭く細く見える．凝視したい図だけを視野にとらえる機会はまれで，ほかの因子がなんらかの影響を及ぼしていると常に考えるべきである．

　図 2-20 はポッゲンドルフの錯視図形である．長方形（条件線）を斜めに横断する線（主線）は一直線であるが，そのように見えない．ここでは**鋭角の鈍角化**が起きているのである．先述したように，鼓形空隙の形状から何かを判断する方法の有効性は高いが，鋭角の鈍角化に関わる現象を理解し，解釈することが望ましい．

　臨床現場で目にする模型では，叢生を伴う歯列（図 2-21）の頻度が高く，鼓形空隙の形状や隣在歯との関わりはさまざまであり，現象をよく理解した観察が必要な場面もあると考えられる．

13

歯科技工造形学

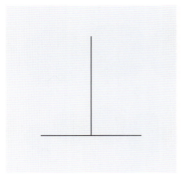

図 2-22 フィックの錯視図形

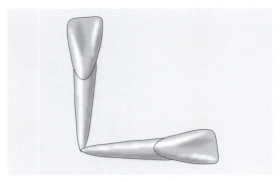

図 2-23 歯の観察方向と見え方

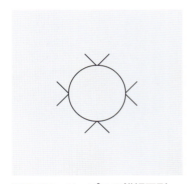

図 2-24 リップスの錯視図形

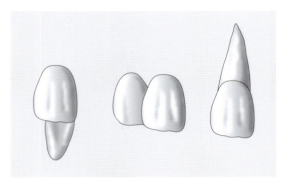

図 2-25 中切歯歯冠形態に関わるさまざまな因子．歯頸部形態，歯冠幅径などがそれぞれ違って見える

　図 2-22 はフィックの錯視図形を示す．水平な線と垂直な線はともに同じ長さであるが，垂直な線のほうが長く見える．これは，垂直方向の**過大視**と水平線が垂直線によって等分されることによる**過小視**が重なるため，よりその傾向が強く観察できる．つまり，精細な視覚情報が必要な場合，一方向からの観察のみならずさまざまな方向からの観察が必要となる（図 2-23）．

　図 2-24 はリップスの錯視図形である．正円も外接する形の影響を受け，こぶのようにゆがんで見える．図 2-25 は形態，大きさとも同じ歯冠である．歯冠を凝視する場合，根形態は（条件図形となり）歯頸部形態に影響を及ぼす．この場合，歯頸部幅径が狭窄して見える．歯冠形態は，隣接因子の隣在歯，鼓形空隙，根形態や歯肉形態などの影響を常に受けるので，客観的観察をする場合には注意が必要である．

　いままで述べてきたように，視覚情報の知覚スピードは速いが，曖昧な部分も多い．経験的な見方と勘に頼るのではなく，錯視現象などを十分に理解し，視覚情報と触覚情報とを協調させ，ノギスなどのスケールを使用するなど，日々質の高い実践を積み重ね，鋭い勘を養うべきである．

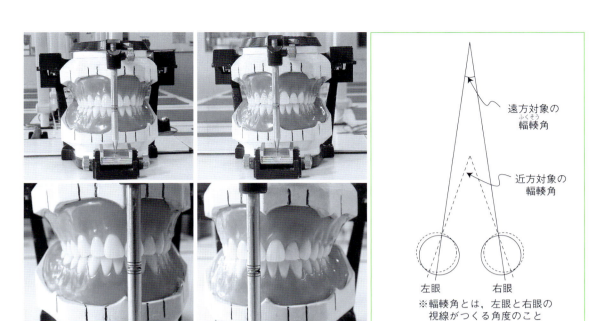

図 2-26 〜 30　術者の遠くにある歯列模型と近くにある歯列模型の見え方の違い（視差）

3）空間の知覚

　　　ヒトの網膜に映し出された二次元像が，なぜ**三次元知覚**となるのか．理由は「両眼の視差」と「経験による手がかり」に大別される．

　「両眼の視差」は，左右眼球の瞳孔が約 6 cm 離れていることによる網膜像の違いが一つの手がかりとなる．近くのものは見え方の差が大きく，遠くのものは差が小さくなる（図 2-26 〜 30）．

　「経験による手がかり」とは，片目を閉じた状態で感じられる奥行きのことをいう．観察者が動いたり，観察物の動きによる像の見え方の変化などから知覚したり，写真，絵画などの二次元平面でも奥行きを想像できるのは，遠近法を応用した構図，色の効果などが関与していると考えられる（図 2-31 〜 35）．

歯科技工造形学

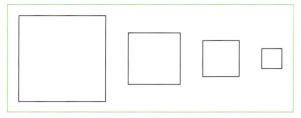

図 2-31　相対的大きさ
小さい対象物は遠くに見える．

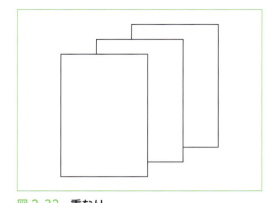

図 2-32　重なり
重なりにより前後的位置関係を知ろうとする．

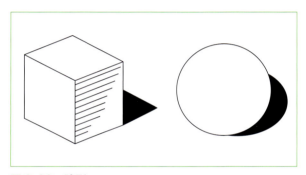

図 2-33　陰影
対象物の立体感やその周りの空間を知る手がかりとなる．

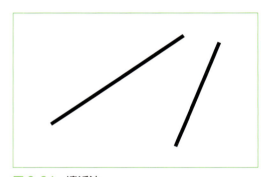

図 2-34　遠近法
平行線は遠ざかるにしたがい，一点で交わるように接近して見える．この見え方が空間を感じさせる．

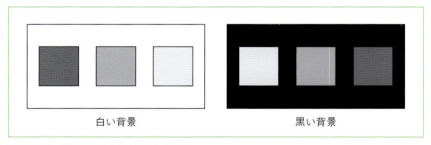

図 2-35　明度差による奥行き知覚
背景色に近い色は奥に見え，コントラストが強くなれば近くに見える．

3 歯の形態表現（鉛筆デッサン）

到達目標

① 発色や濃さの異なる鉛筆，消しゴム，ねり消しゴムなどの使用法と効果について説明できる．
② 基本的造形形態と陰影を模写することなどによって歯の形態を表現できる．

　　われわれの身の回りには，さまざまな造形物があり，そのものを「写真に収める」，「デッサンする」など（平面的に）記録することが可能である．しかし，前章で触れたように，実際の造形物は，視差などから観察物との距離や表面形状を判断できるが，平面への記録の場合は容易ではない．絵画の専門家は，日常経験から錯視作用など絵画技法を用い，空間や材質感など実際の体験に近い表現ができるのである．これら絵画創作に用いられる基本技法から，「形をとらえる」，「陰影と立体感」，「光の反射と材質感」などの基礎技術や表現について学び，将来補綴装置製作時にその理論を効果的に応用したいものである．

1 準備と基本

1）使用材料

　　用紙に適切な下絵を描き，モノトーンによる陰影などの着色を施すと空間や立体感が表現でき，材質感の表現にも至る．特に「明度差による表現」は，色の要素のなかで最も基本であり重要なテーマになる．ここでは，一番身近にある画材，鉛筆を用いたデッサンについて述べる．
　　準備するものとして鉛筆，プラスチック消しゴム，ねり消しゴム，ケント紙などが挙げられる（図3-1）．
　①鉛筆：濃さの異なる鉛筆（HB，2B，4B）3本は揃えたい．本書では，2Hから4Bまでを準備した（図3-2）．Hは芯が硬く，比較的薄い色の線が描けるが，力加減によっては用紙表面に凹みができやすいため，下描きには芯の軟らかいHBやBを利用し，意識的に薄く線を引くのがよい．
　②プラスチック消しゴム：紙を傷めにくく，シャープに線を消せる（図3-3, 4）．
　③ねり消しゴム：濃すぎる色を抑えたり，ぼかしに用いる場合が多い．通常，使いやすい大きさと形に整え，画面に軽く押しつけるように用いる（図3-5, 6）．
　④用紙：用紙は表面の粗い（ざらざらした）紙やボードから，きめの細かいケント

歯科技工造形学

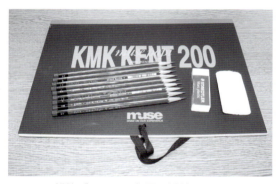

図 3-1　鉛筆デッサンに必要な材料
ケント紙のスケッチブック（A4），鉛筆，プラスチック消しゴム，ねり消しゴム

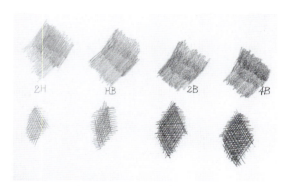

図 3-2　準備した鉛筆とそれぞれの発色
（左から）2H，HB，2B，4B

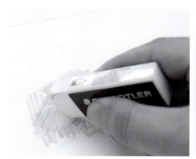
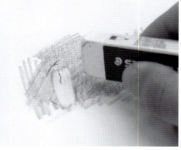

図 3-3，4　鉛筆の色をシャープに消すには，プラスチック消しゴムの用紙との接触部をきれいに保つことが必要である

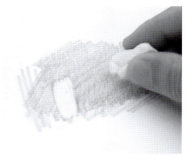

図 3-5　ねり消しゴムは小さく使いやすい大きさにまとめておくとよい．擦って消すのではなく，用紙に押さえつけるようにして使う

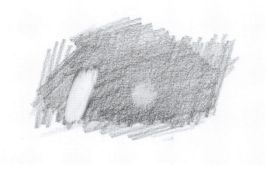

図 3-6　プラスチック消しゴムとねり消しゴムの使用による効果の違い
（左：プラスチック消しゴム，右：ねり消しゴム）

紙など種類は多い．歯のような滑らかな材質を表現するには後者が適しており，繊細で細密な描写が必要な歯を描く場合には最適といえる．

2) 陰影とタッチ（シェイディングとクロスハッチングによるトーン）

　描きたい対象（モチーフ）を紙面に鉛筆で色をつけて立体感や材質感を表現するわけであるが，使用する鉛筆の角度によって，多少表現が異なる．

　シェイディングとは，芯を長めに削り，鉛筆を寝かせて芯と紙とを面で接触させ，弱い力で塗り重ねていく方法である（図3-7，8）．

　クロスハッチングとは，鉛筆を起こし，モチーフの面を意識しながら線を（平行に）重ねて陰影や面を表現する方法である（図3-9）．シェイディングに比べて慣れは必要とされるが，モチーフの硬さやなだらかな面性状を表現するのに適している（図3-10）．

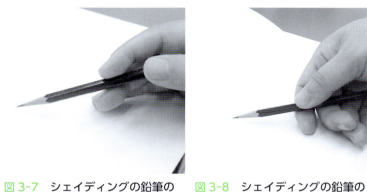
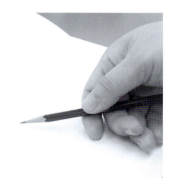
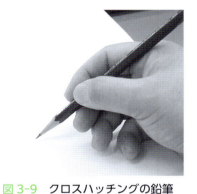

図3-7　シェイディングの鉛筆の持ち方（1）
短いストロークで細かい表現に向く．

図3-8　シェイディングの鉛筆の持ち方（2）
細かな表現には向かないが，広い面積で色をつける場合，統一感をもたせるなどの効果がある．

図3-9　クロスハッチングの鉛筆と用紙の接する角度
線がシャープに描かれなくてはならない．

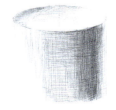

図3-10　シェイディング（左）とクロスハッチング（右）による陰影表現
シェイディングは着色する際に効率がよい．

3）造形形態の陰影と表現

　図3-11，12に**基本的造形形態**とその陰影について理論的に（実際にモチーフを観察して描くのではなく，陰影のつき方，立体としての見え方と技法に基づき）示した．白い紙面に鉛筆で着色して立体的に表現するには，白（背景色）との明度差が必要とされる．一番わかりやすいのは立方体である．観察者の眼に一番近いところにコントラストの強い色をおくことが必要になる．実際にこれほどまでの色の変化はなかなか観察できないが，立体感や空間を表現するうえでは必要不可欠となる．すなわち，モチーフに当たる光の方向とその影をよく観察し，そのなかに先述の技法を理論的に加味して描き込むのである．

　円筒形，円錐形，球体などの移行面を描く場合には，一番濃い色から最も薄い色までの中間色に多くの色のグラデーションが必要になる．輪郭線は，形を紙面に再現する際のガイドラインであり，実際に見える色ではない．線を最終的に残すと，背景色とのコントラストにより，モチーフの立体感を阻害する因子となるので残すべきではなく，あらかじめ薄い色で描くべきである．

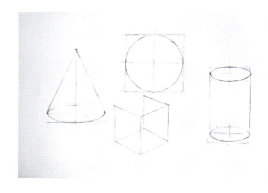

図3-11　基本となる造形形態の外形を線で描く

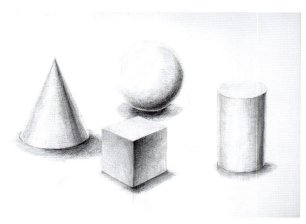

図3-12　理論的陰影と立体感表現（クロスハッチング）

2 歯形彫刻用見本を描く

1）白い歯を描くということ

　白い紙に白い歯を表現することは難しい．歯を観察する環境として，慣れるまでは歯形彫刻用見本を白い用紙に置くなど，白を背景にするとそのまま色を用紙に再現しやすくなるので実践すべきである（図3-13）．また，濃い色の背景色は，モチーフとの明度差により，細かい陰影やわずかな色の変化を見落としやすくするので避けるべきであるが，モチーフの外形形状のみを観察する場合は逆に有効である．しかし，この環境で長時間に及ぶ作業になる場合，眼の虹彩（光量調節機構）の働きを酷使することになり，疲労感を高める結果になるので注意を要する．

　歯形彫刻用見本の材質にもよるが，実際に天然歯や樹脂歯型モデルを観察した場合，光の反射部は用紙の白より明度が高い．その最も明度の高い反射部を用紙の白に置き換えて表現するのであるから，実際の色よりやや濃い色合いで仕上がることになる．また，そうでなくては用紙に描かれた歯は存在感が希薄で，立体感に乏しいものとなってしまう．後に紹介するデッサンの工程写真で確認していただきたい．

2）形の取り方

　さまざまな大きさや様式の歯形彫刻用見本があるが，ここでは，何種類かの樹脂歯型モデルを用いて解説する．

●基本A　プロポーションガイドを用いて樹脂歯型モデルを観察し外観を再現する

　①樹脂歯型モデル（以下，歯型）の唇頬側面，近心（隣接）面，遠心（隣接）面，舌側面，切縁・咬合面の5方向のいずれかを選択し，プロポーションガイド（歯の形態観察用アクリル板）5mm方眼を介して歯型を観察する（図3-14）．その際，プロポーションガイド中央の点とモチーフとなる歯型の左右，上下中心を一致させる．ここで歯型の中心部に鉛筆などで薄く印記しておきたい．この印を今後，プロポーショ

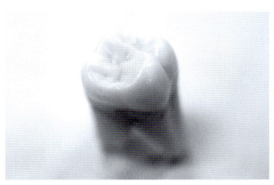

図3-13　用紙に白い歯を表現（観察）する際の工夫

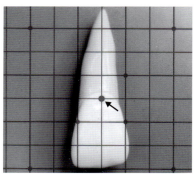

図 3-14　樹脂歯型モデル外形を観察しやすくするため，グレー色の背景で観察（撮影）した（上顎左側中切歯唇側面と 5 mm 方眼，矢印：中心部）

図 3-15　用紙に上下左右の二分線を HB 鉛筆などで薄く記入し，画面中央点を求める

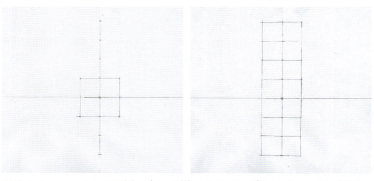
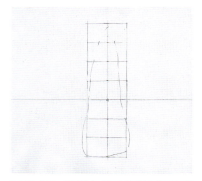

図 3-16，17　A4 の用紙に大きく描けるようなバランスで，必要箇所の方眼を記入する

図 3-18　方眼と歯の外形形態の再現

ンガイドの基本位置，観察者の視点（印記部が真正面に見える方向から観察し視点をばらつかせない）の設定とする．

②用紙に上下左右の二分線を薄く記入し（フリーハンドで難しい場合は定規を使う），画面中央点を求める（図 3-15）．この点と歯型の印記点が一致するように計画する．用紙の使用方向は，歯型観察方向からの縦横比に合わせ，画面に大きく描ける方向を選択するのが基本であるが，ここでは自由に選択し伸び伸びと表現するとよい．

③歯型形態を表現するのに必要な方眼だけを用紙に記入し，必要なポイントを数カ所選択し印記していく（図 3-16～18）．

④プロポーションガイド 5 mm 方眼に，2.5 mm 方眼を重ね合わせ，印記すべきポイントを増やし，より細かく歯型を観察する．なお，用紙にも③で記入した方眼をそれぞれ 2 分する補助線を記入する（図 3-19，20）．

⑤これらの基準点を参考に，用紙上に歯型形態を表現していく（図 3-21）．

3．歯の形態表現（鉛筆デッサン）

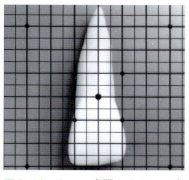 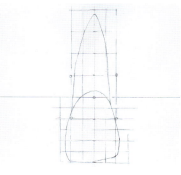 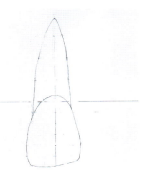

図3-19　5 mm方眼と2.5 mm方眼の重ね合わせによる観察　　図3-20　細密な観察と表現に移る　　図3-21　不要な補助線を消す

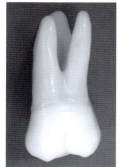 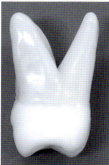 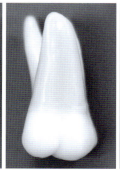 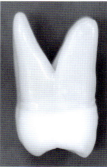 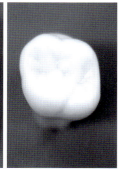

図3-22〜26　上顎左側第一大臼歯．（左から）頬側面，遠心（隣接）面，舌側面，近心（隣接）面，咬合面

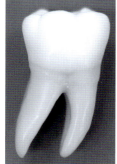 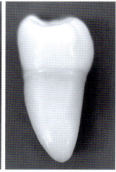 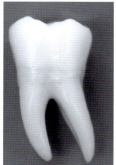 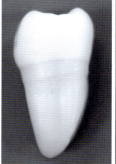 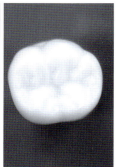

図3-27〜31　下顎右側第一大臼歯．（左から）頬側面，遠心（隣接）面，舌側面，近心（隣接）面，咬合面

■練習1　平面から平面への表現

　参考写真（図3-22〜51）から用紙へ樹脂歯型モデルの形を写しとる．

　ポイント①：プロポーションガイドを用い，正確に形を再現することを目標とする（時間があれば陰影をつける）．歯の形態は曲面で構成され，移行面が多いため，影の色も幅広く表現しなくてはならない（図3-12を参考にする）．歯に色がついてきたら，輪郭線を少しずつ薄く消していくとよい（図3-52〜59）．

歯科技工造形学

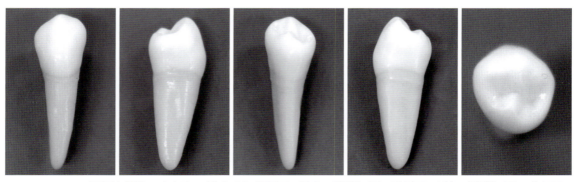
図 3-32〜36 下顎右側第一小臼歯．（左から）頰側面，遠心（隣接）面，舌側面，近心（隣接）面，咬合面

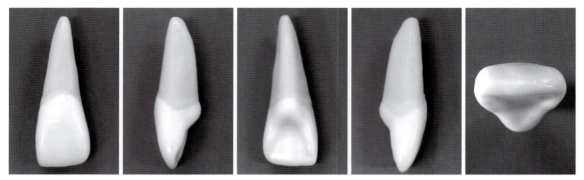
図 3-37〜41 上顎左側中切歯．（左から）唇側面，遠心（隣接）面，舌側面，近心（隣接）面，切縁

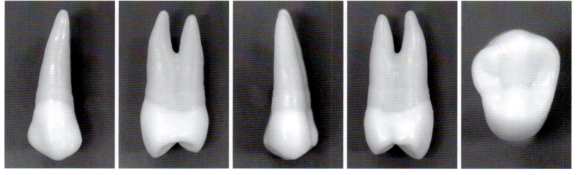
図 3-42〜46 上顎左側第一小臼歯．（左から）頰側面，遠心（隣接）面，舌側面，近心（隣接）面，咬合面

　ポイント②：解剖学的に歯の形態を観察し，周辺組織との関わりをイメージする．歯冠形態は通常（健康な場合），周辺歯肉と直線的な関わりをもっており，頰・唇・舌などの周辺組織とうまく調和し，機能時にはお互いに協調できる形態になっている．すなわち，無駄な空間をなくし，自浄作用性の高い形態になっており，頰・唇・舌と接する広い面は，比較的平面的な形状を示すので，このことを確認しながら表現できるとよい（図 3-60, 61）．

3. 歯の形態表現（鉛筆デッサン）

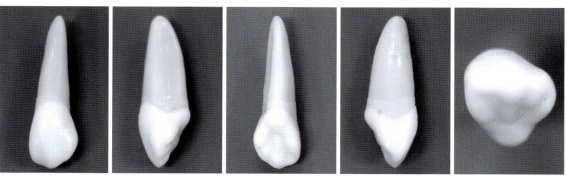

図 3-47〜51　上顎左側犬歯．（左から）唇側面，遠心（隣接）面，舌側面，近心（隣接）面，尖頭

（図 3-22〜51 の樹脂歯型モデルは，（株）ニッシン歯型彫刻学習用顎模型〔ANA3003-UL-JCP-D-28〕より）

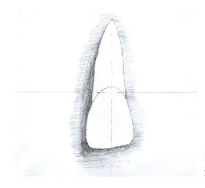

図 3-52　（図 3-21 の続き）白い歯のイメージを表現すべく，影の部分から描き出し，歯全体を白く残す

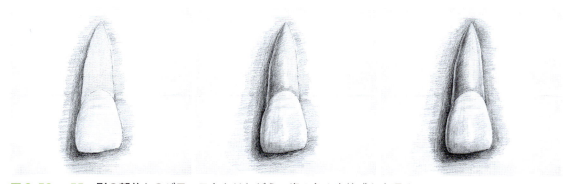

図 3-53〜55　影の部分とのバランスをとりながら，歯の色や立体感を表現する

■練習 2　立体から平面への表現

　彫刻実習に用いられる歯型模型の唇頰側面，近心（隣接）面，遠心（隣接）面，舌側面，切縁・咬合面の 5 方向のいずれかを選択し，用紙に描く．

　ポイント①：モチーフに対する観察者の視点が定まらず，見るたびに違って見えるのでは，正確に形を再現できない．モチーフと紙面を交互に注視するが，頭を動かさずに眼だけを動かして作業できるようなポジションで作業する．時間があれば陰影をつける．

歯科技工造形学

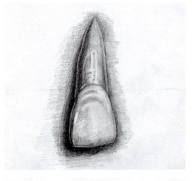
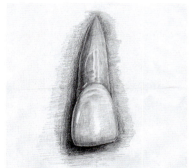
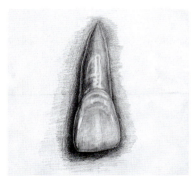
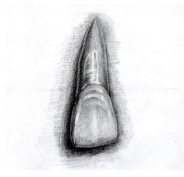

図 3-56 〜 59　トーンの幅を広く使うことでまとまりがでる．反射光を描くことで硬さなどの材質感の表現に至る

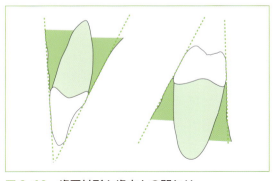

図 3-60　歯冠外形と歯肉との関わり
（桑田正博：セラモメタルテクノロジー 1．医歯薬出版，東京，1982．）

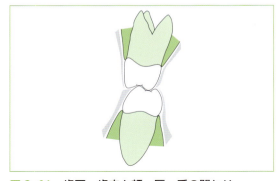

図 3-61　歯冠，歯肉と頬・唇・舌の関わり
（桑田正博：セラモメタルテクノロジー 1．医歯薬出版，東京，1982．）

■練習3　正確にとらえた形態を線描で仕上げる

　ポイント①：線描の場合は，立体感や材質感などの表現にそれほどこだわらず，単純に形を示すものであることが望まれる．すなわち，そのものを色と面で表現するのではなく，外形線とシンプルなタッチで描かれた影で表す．解剖図鑑などで形状を示す図として，専門書には多く用いられている．0.1 mm と 0.05 mm の水性ペンを用い，描きあげてみる（図 3-62 〜 65）．

3. 歯の形態表現（鉛筆デッサン）

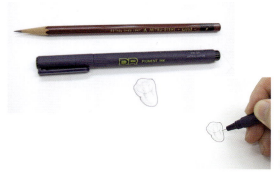

図 3-62，63 鉛筆による咬合面スケッチと線描に使う 0.1 mm の水性ペン．外形線は，短く細かくつなぐのではなく，長く滑らかに線を引く

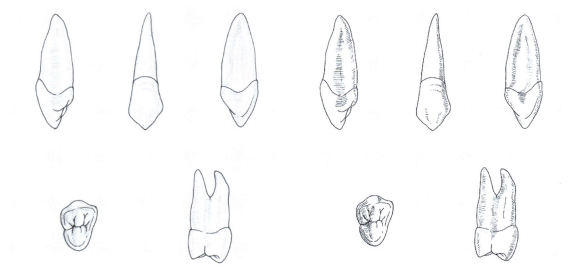

図 3-64　線描による歯の形態　　　　　図 3-65　陰影の描き込み

● 基本 B　プロポーションガイドを用いずに大臼歯咬合面の形態を写しとる

①用紙に上下左右二分線を薄く記入し，画面中央点を求める．咬合面の頰舌径対近縁心径の比率を計測し，画面中央点が中心になるよう長方形を描き入れる．

②各 4 面の最大豊隆点を記入し，薄く外形線を描く．

③溝を描き入れ，外形とのバランスや溝で分割された面の面積，形などを頼りに形態を微調整していく（図 3-66）．

④陰影を描き加えて形状を表現していく（図 3-67 〜 70）．

歯科技工造形学

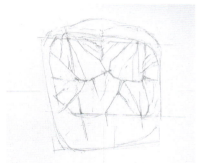
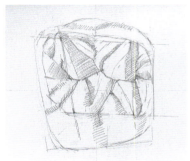
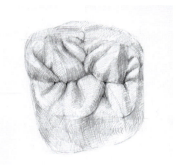

図 3-66　上顎左側第一大臼歯咬合面形態のデッサン
縦横の比率を合わせバランスを整える．

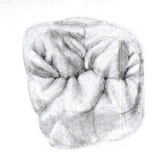
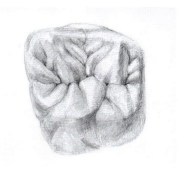

図 3-67 〜 70　陰影を少しずつ強調しながら立体的に表現する

●基本 C　その他，さまざまな方向からの観察（基本は上記に準じる）

①用紙に上下左右二分線を薄く記入後，各豊隆点の位置を確認しながら，形態を整えていく（図 3-71，72）．

②全体的なバランスに留意しながら陰影をつける（図 3-73 〜 77）．

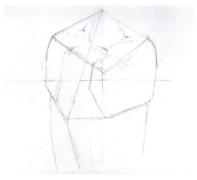
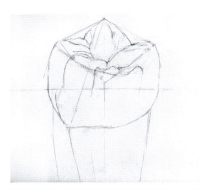

図 3-71　下顎左側第一大臼歯のデッサン．直線で形をとらえることからはじめる

図 3-72　各咬頭の位置関係を直線でつなぎ，それぞれの関係を確かめながら描き進める

3. 歯の形態表現（鉛筆デッサン）

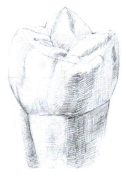
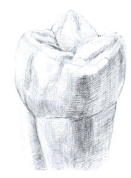
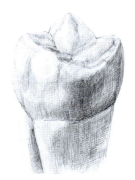
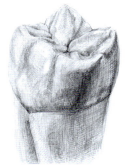
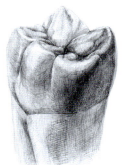

図 3-73 〜 77　光の方向と影のバランスをみながら細部の表現を行う

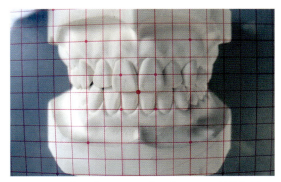

図 3-78　プロポーションガイド 5 mm 方眼を用いた全顎模型（前頭面観）の観察

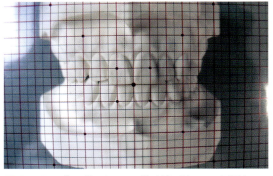

図 3-79　プロポーションガイド（5 mm 方眼と 2.5 mm 方眼の組み合わせ）の応用例

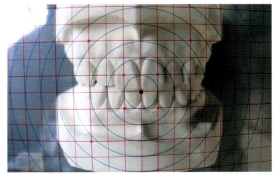

図 3-80　プロポーションガイド（5 mm 方眼と 5 mm 間隔同心円の組み合わせ）の応用例

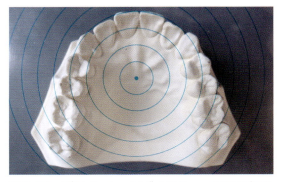

図 3-81　プロポーションガイド 5 mm 間隔同心円は，咬合面からの歯列観察にも有効である

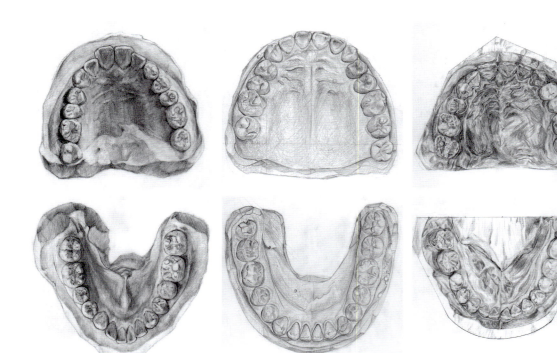

図 3-82　実習作品例（1）
形を精密にとらえ，立体的な表現もよい．

図 3-83　実習作品例（2）
細部の凹凸形態まで表現し，全体的なバランスもよい．

図 3-84　実習作品例（3）
トーンの幅を広く使い，さまざまな状態を工夫して表現している．

●基本 D　全顎模型を描く

①プロポーションガイド 5 mm 方眼の裏面に 5 mm 間隔同心円を重ねて模型を観察する（図 3-78〜81）．

②用紙に必要な補助線を記入する．コンパスを用いて同心円も描く．

③用紙に必要なポイントを記録し，下絵を完成させる．

④明度の低い箇所から順次色を乗せていき，全体のバランスを考えながら完成させていく（図 3-82〜84）．

4 前歯のスケッチから着彩・造形表現

到達目標

① 歯冠，歯周組織の形と色，色の変化を再現できる．
② 色鉛筆の基本色を塗り重ねることで，口腔・顎顔面を表現できる．
③ 人工歯とパラフィンワックスを用い細部まで精密に表現できる．

1 口腔の観察と着彩表現

　　　歯の形や色，歯ならびは，人の顔がそれぞれ異なるように一様ではない．歯の大きさ，形態，色，歯列弓などは，顔の輪郭，顎の大きさ，性別，年齢などのさまざまな要因によって異なるものである．そこで，自分の歯や歯肉の状態をそれぞれ次のようなテーマで鏡で観察するとよい．
　　①歯冠：歯頸部と切縁部の色の違い．上下顎 6 前歯の色の違い．
　　②歯肉：歯頸部から歯肉頰移行部にかけての色の分析や色・形の変化．
　　③小帯：小帯の付き方（口唇を指で動かし，小帯の付き方と可動域などを観察）．

1）色鉛筆画の実際

　　　色鉛筆は，水彩絵の具などの着彩道具に比べて準備や使用が簡便であるが，広い面積への着色に時間がかかる．ここでは紙面上での混色（塗り重ね）効果など，やや専門的な使用法について解説する．この混色効果や工夫は「実際の色を分析する観察力の育成や臨床応用」に関連するものと考えられる．
　　　鉛筆と色鉛筆は，使用や効果の点で似通ったところが多いが，大きな違いは，後者は消しゴムで色を完全に消すことができないところである．それゆえ，鉛筆デッサンの場合よりも，事前に計画が必要になる．

(1) 混色（塗り重ね）効果を確かめる

　　　12 色や 24 色セットの色鉛筆を用い，鏡で観察した部位の色を再現してみる．最初から強い力で濃く着色するのではなく，薄い色からの塗り重ねや強弱をつけることにより，個性的な色合いを表現する（図 4-1）．塗り重ねによりさまざまな深みのある色を表現するわけであるから，基本セットの色数の多いほうが有効になる場合が多い．すなわち，12 色セットで表現できる範囲は限られるので，歯頸部色や歯冠色に

歯科技工造形学

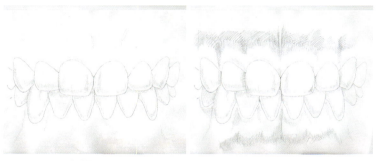

図 4-1　口腔内の様子や色を確かめながら，色鉛筆の発色効果などを確かめる

図 4-2，3　色鉛筆の発色は，下部にある色を多分に反映するので，下絵は極力薄いタッチで表現しておく必要がある

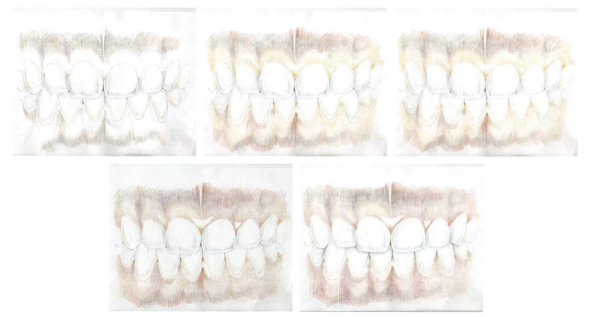

図 4-4〜8　歯肉部に黄，橙（オレンジ）などの比較的に明度の高い色から赤に至るまで，調子をみながらごく薄く着色していく

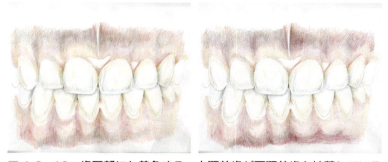

図 4-9，10　歯冠部にも着色する．上顎前歯が下顎前歯を被蓋している部分の影にグレー，青など用い，立体感をもたせる．歯頸部には橙（オレンジ），黄土色など，少しずつ調子をみながら着色した．図 4-10 では，歯肉の暗部を少しずつ強調し，引き締まった感じを表現している

4．前歯のスケッチから着彩・造形表現

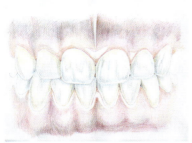
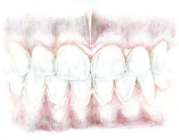
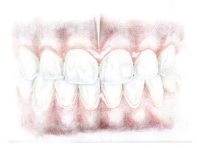

図 4-11，12　歯冠の光反射部をより細かく表現し，歯肉暗部には青を中心とする寒色系の色を用いると色に深みをもたせることができ，鮮やかに見える

図 4-13　歯冠色の陰影が強すぎるので，歯肉色の幅をより細かく，広く表現した．また，白く抜けた歯頸部反射部の輪郭をよく観察し，質感表現に至った

応用できそうな色を追加購入すると複雑な色もより表現でき，工夫次第では豊かで実際に近い表現にもなりうる．なお，本書では，24色セットの色鉛筆を用いた．

（2）鉛筆で下絵を描く

先述したように，色鉛筆では線が消えにくいので，鉛筆で下絵を描く方法が有効である．それぞれの外形を薄いタッチの輪郭線で区切り，濃い色の（明度の低い）部分には，鉛筆で色をつけておく（図 4-2，3）．

（3）着　彩

光の反射部（反射率が高い部分）は，画用紙の地の色をそのまま利用するので，色鉛筆で着色しないよう計画的に作業しなくてはならない．

空間や材質感を表現するためには，明度の変化が大きく関与する．ここでは背景色とモチーフの明度差，モチーフの陰影の変化と立体感，光の反射と材質感などの関係を意識して作業すべきである．

実際の工程を図 4-4 ～ 17 に示す．

2　歯を描くということ

歯の形をとらえ，的確に紙面に表現するということは簡単なことではない．慣れるまではゲージを使うなど，さまざまな補助器具を使用すべきである．

「慣れること」とは，歯の模型やそれらの写真などを目にする機会を多くもつこと，また解剖学をはじめとする学科目で専門知識を身につけること，歯冠修復技工学の実習において歯冠形成技術を習得することなど，多方面からの知識や経験によって，精

歯科技工造形学

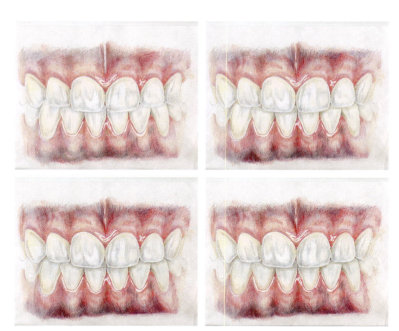

図 4-14 〜 17　全体のバランスを考慮しながら，部分的な個性的表現に移り，仕上げた

度の高い観察ができることといえる．また，それらの因子一つだけ（例：咬合面の形をとらえることだけ）が急激に上達するようなことは少なく，レオナルド・ダ・ヴィンチが絵画，彫刻の分野だけにとどまらなかったように，さまざまな角度から，歯について学ぶべきであろう．

3　自分の歯の観察と人工歯選択

　　これまで述べてきたように歯の形態や色調は人によりさまざまであり，歯形彫刻で用いられる標準的な歯の形態と異なる個性的形状を示す場合が多く，先天的な要因や咬耗，歯科治療などによる後天的要因が考えられる．
　そこで，既製人工歯を利用した造形作品の例を紹介する．
　①自らが印象採得し製作した石膏模型をスケッチする（図 4-18, 19）．または自分の口元を鏡に映して観察するなどして上下の歯の関わりなどをよく見る．
　②前歯部人工歯のモールドガイドとシェードガイドを用い，自分の歯に近い「大きさ」「形」「色」の人工歯を選択する．
　③自らが印象採得し製作した石膏模型前歯部に選択した人工歯を排列し，自分の前歯部歯列の状態を模型上に再現する（図 4-20 〜 31）．
　④各人工歯を排列しながら個性的な歯の形状を模刻（切削加工により形状再現）し，精密に各歯の形態と歯列を再現する（図 4-32, 33）．
　⑤歯肉の形成を行うが，義歯製作時のように人工歯歯頸部の不潔域を床用レジンで

4. 前歯のスケッチから着彩・造形表現

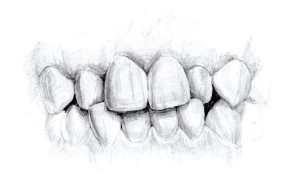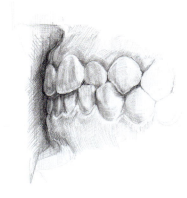

図 4-18, 19　上下顎模型の観察
前歯部のスケッチ

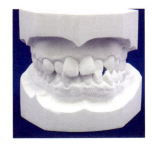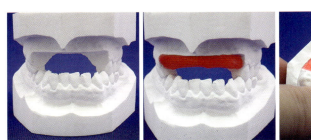

図 4-20　製作した上下顎模型

図 4-21 〜 23　上顎歯槽部を分割ノコで削除し，細長く丸めたパラフィンワックスを歯列弓に沿うように焼き付ける

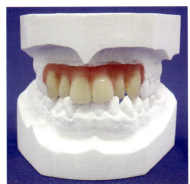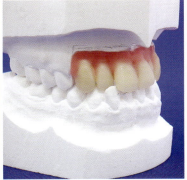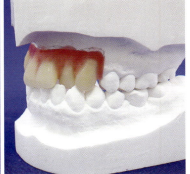

図 4-24 〜 26　上顎前歯部に人工歯を排列した状態

35

歯科技工造形学

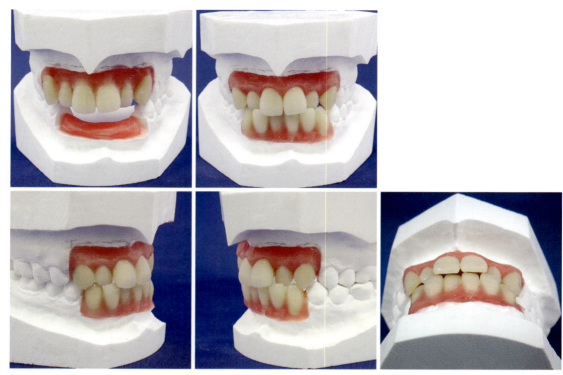

図 4-27〜31　上顎切歯，犬歯との関係を踏まえて下顎前歯を排列する

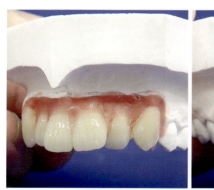
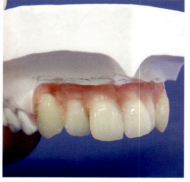
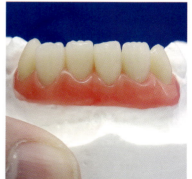

図 4-32, 33　上顎前歯部切縁，尖頭に対合歯との関係を見ながら切削加工を加える　　図 4-34　下顎切縁と歯頸部に個性的形状を付与したところ

埋めたり，研磨不良域を作らない補綴的な形状にするのではなく，周辺組織の健康状態に関わらずモチーフの形状をできるだけ正確かつ精密に再現する（図 4-34）．

⑥歯肉形成が終了したら，作品をフラスコに埋没・重合し，ワックスをレジンに置き換える．

⑦重合後の歯肉，歯冠部は研磨材を使って光沢を出すのではなく，表面処理剤（ク

リアー）スプレーなどを吹き付け，唾液によるぬれを表現するとよい（図4-35～37）．

※本製作物は美術作品（オブジェ）として性格に仕上げるため研削工程を省き，表面処理剤塗布で完成とした．

以下に学生実習作品を紹介する（図4-38～43）．

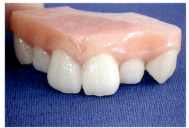
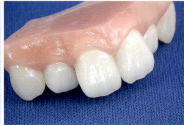
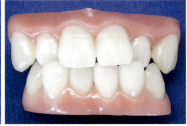

図4-35～37　作品完成図

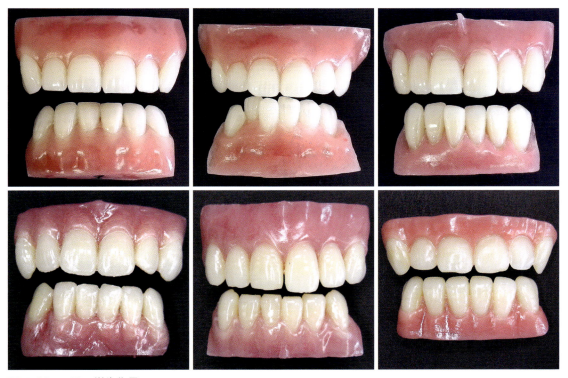

図4-38～43　学生作品

5 顔の観察

到達目標

① 解剖学的に均整のとれた自画像を表現できる．
② 彫塑において，頭蓋骨外形から形成することの意味を理解できる．
③ 口元の表現の際には，口腔の状態（特に歯列）をイメージしながら製作できる．

1 解剖学的スケッチ

1）顔の観察

人と人が会話をするなどのコミュニケーションをとるとき，相手の顔，なかでも**眼**，**口元**に視線が集まる．それは身体や顔のほかの部位に比べ，眼や口元は，心の動きを抑制できずに本能的に喜び，悲しみ，怒り，不安，恐怖，などが表れるからである（図5-1～4）．ヒトや動物は，常に相手の感情を読み取ろうとする習性があるため，特にそれらの部位を自然と注視するのである．

顔の表面積と歯，特に前歯との比較において，後者の占める割合は1/17程度とわずかであるが，歯をつくるわれわれ歯科技工士が，患者の性格，性別や顔の形との調和など，審美歯科の概念を十分に理解しなくてはならないことの原点が，上記にあると考えられる．

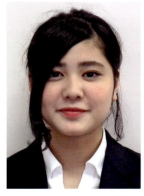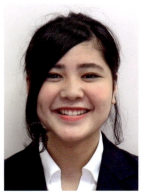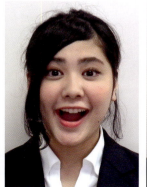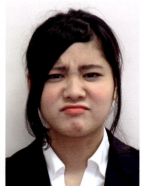

図5-1～4　**さまざまな表情**
口元と目元が表情を決定づける．（左から）無表情，喜びの表情，驚きの表情，むっとした表情

5. 顔の観察

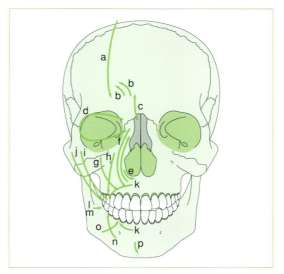

図 5-5　表情筋
a：前頭筋，b：皺眉筋，c：鼻根筋，d：眼輪筋，e：鼻筋，f：上唇鼻翼挙筋，g：上唇挙筋，h：口角挙筋，i：小頰骨筋，j：大頰骨筋，k：口輪筋，l：笑筋，m：頰筋，n：口角下制筋，o：下唇下制筋，p：オトガイ筋
(中尾喜保：生体の観察（新版）．メヂカルフレンド社，東京，1984．より改変)

　複雑な感情を表す個性豊かな**顔面表情**は，皮膚と頭蓋の間に走行している**表情筋**の弛緩や収縮によって，皮膚の隆起や皺をつくることで決定づけられている．図 5-5 は表情筋の走行を示したもので，それぞれの筋は矢印で示された部分に終わっている．表情筋が収縮すれば，矢印とは逆方向に引かれることになる．表情筋の多くが口元に集中していることからも，審美歯科の重要性をうかがい知ることができる．

　ヒトの顔は，古くから彫刻，絵画のモチーフとして選ばれてきた．顔は個人の識別だけではなく，個々の内面にある感情から人生観に至るまでが現れるものとして，体のなかでも描写表現の一番のテーマとされてきた．つまり，表面の形だけを物理的にまねたとしても，個々の個性まではなかなか表現しきれない奥深さがあるのである．

2）描写の実際

　歯科技工士は，咬合器を用いて補綴装置を製作する際，解剖学的な基準点や基準面から患者固有の頭蓋，顎，顎関節と歯列の位置関係や顎の動きを咬合器上に再現するなどして，機能性，審美性に優れる補綴装置をつくりだしている．造形美術においても，モチーフとなる人体や顔など個々の**個性的な形態**を客観的に探ったうえで，骨格やさまざまな基準点や線などを応用し，形や位置を決定づけることが基本となる．

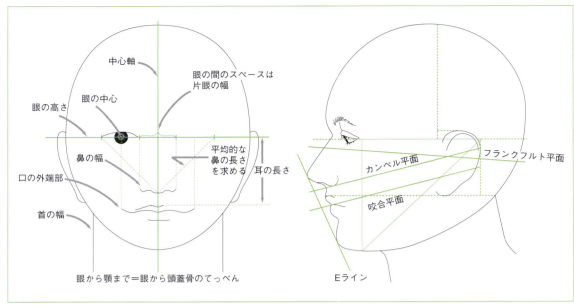

図 5-6　ブランク（卵形態図）と基準点，基準平面

　そこで，一般的に美術解剖学でいわれる基準と歯科学的基準を組み合わせて，ブランク（卵形態図）に示した（図 5-6）．一般的にはブランクから描かれる場合が多いが，骨格形態から肉付けをしていく方法は，より的確な表現につながるものと考えられる．

3）自画像スケッチ

　骨格形態からのスケッチの様子を図 5-7, 8 に示す．コピー用紙の下に頭蓋骨外形を示す資料を重ね，常に骨格を意識しながらのスケッチを実践している様子である．
　図 5-9, 10 は，ブランクの設計からのスケッチの様子と完成を示す．図 5-11 〜 16 は，それぞれの個性表現まで至ったスケッチである．

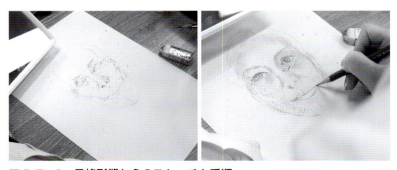

図 5-7, 8　**骨格形態からのスケッチと手順**

5. 顔の観察

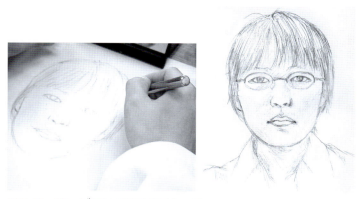

図 5-9, 10　ブランクからのスケッチ

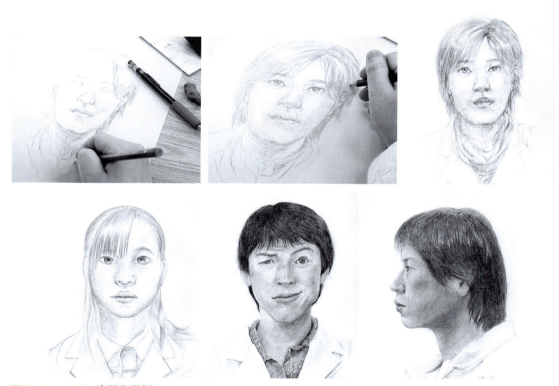

図 5-11 〜 16　**実習作品例**
それぞれに骨格構造をイメージできる正確なスケッチである.

歯科技工造形学

2 粘土を用いた造形表現

1) 皮膚の表面形状と骨格

　　　　人物を題材にして造形製作をする場合,「骨の硬さ」と「皮膚の軟らかさ」に表現が至るか否かの難しさがある．すなわち，軟質な物質を表現するには，内部構造を十分に理解していなくてはならない．皮膚の形状は骨と筋肉などの骨格形態を覆った結果であるため，表面の状態から骨格を表現することは難しく，骨格形態からそれの表現に至るほうが容易である．すなわち，表面の細かな凹凸にとらわれると骨格を見失い，ただの土の塊にすぎなくなる．常に骨格形態を意識し，時には指で皮膚を触るなどして確かめながら，皮膚の状態，個性，表情の表現に至るよう努力すべきである．

2) 芯材と頭像骨格（製作例）

　　　　本例では紙粘土を主成分とする複合粘土を使用し，芯材には発泡スチロール製の既製品を利用した（図 5-17 〜 52）．実習の作品例を図 5-53 〜 58 に示す．

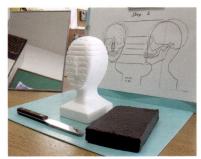
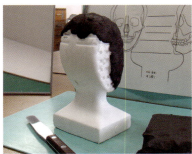

図 5-17, 18　発泡スチロール製の芯材は軽く，粘土との馴染みもよい（通常，角材や針金で骨格をつくりあげて製作する場合が多い）

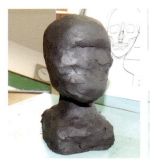
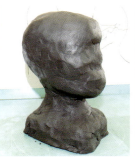
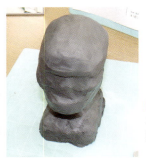

図 5-19 〜 21　芯材表面を均一に粘土で覆った後，頭蓋外形に沿って必要なボリュームをつける

5. 顔の観察

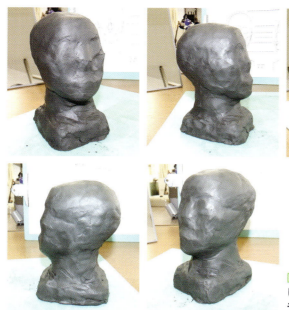
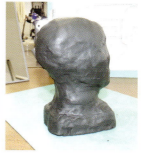

図 5-22 〜 26　頬骨と鼻骨から鼻に少し高さをもたせる．頸部は頭蓋とのバランスを考慮しながら，肉付けをする

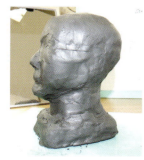
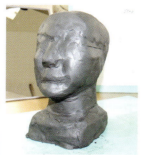
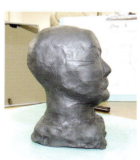

図 5-27 〜 29　さまざまな基準から全体の調子を確認しながら，大きな凹凸を付与していく

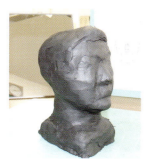
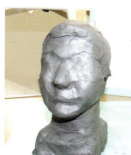
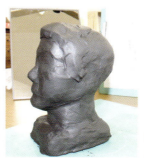

図 5-30 〜 32　髪のボリュームを少しずつ足していく

歯科技工造形学

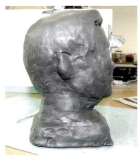 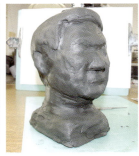 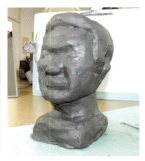

図 5-33 〜 35　髪の外形を整え，耳の位置を確かめながら付与する．皺眉筋，頰骨筋，口唇の豊隆を付与する

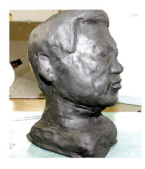 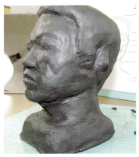

図 5-36，37　口唇の豊隆を上唇，下唇に分け，瞼を形成するなど，細部と全体のバランスを視野に入れて整える

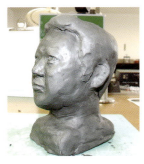 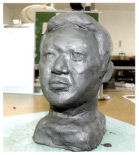 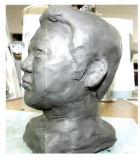

図 5-38 〜 40　耳の形と大きさを決定し，より細部の形成を進める．細部にとらわれて骨格形態を見失わないよう注意する

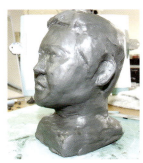 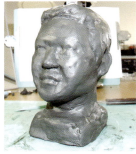 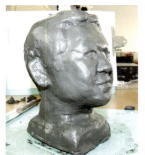 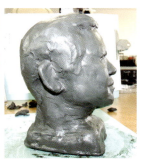

図 5-41 〜 44　顔面表層の皮膚の軟らかさを表現する

5. 顔の観察

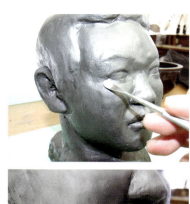
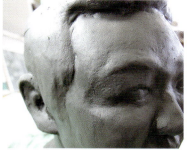
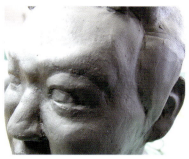
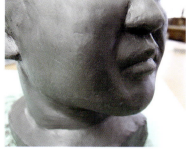
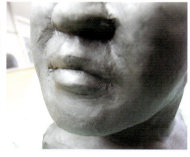

図 5-45 〜 49　歯科技工用インスツルメントを利用し，精密な表現を行う

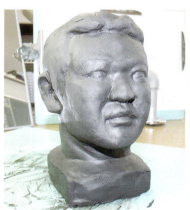
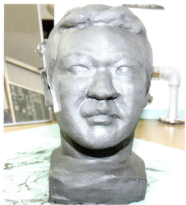
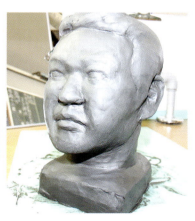

図 5-50 〜 52　完成

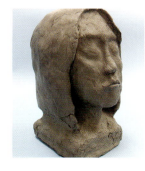
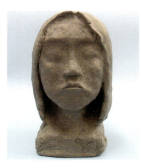
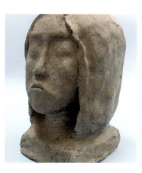

図 5-53 〜 55　実習作品例(1)
全体的にバランスがよい．細部の表現に至らないが完成度は高い．

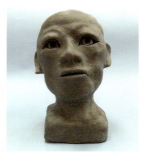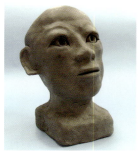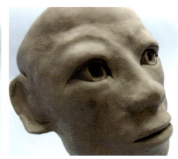

図 5-56〜58　**実習作品例（2）**
個性的な表現に至っている．皮膚の軟らかさや厚みが表現できている．上唇と下唇の形状が直線的表現にとどまっていることが残念である．

3）注意点と目標

　芯材に粘土を薄く付着させていく．追加する粘土と原型粘土の境目を拇指や示指でなじませていく（図 5-59）．

　鏡を複数枚準備し，顔の様子を正面からだけ観察するのではなく，さまざまな角度で観察し，表現することが必要である（図 5-60）．手指の感覚だけで作業を進めると，頭像形態は手指の骨格形状の影響を受けやすい．また，拇指の圧痕で形態をつくろうとするため，顔面は平面的になりやすく，頭蓋側面から後頭部にかけては，狭窄していく傾向が強くなる（図 5-61，62）．そこで粘土板を常に回転させ，さまざまな角度で作業し，石膏ベラなどの器具を使って形態を整えると，丸みを与えやすい（図 5-63，64）．

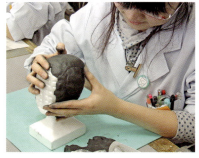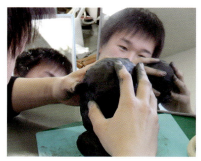

図 5-59　しっかり指で馴染ませることが必要である

図 5-60　複数枚の鏡を準備する

5. 顔の観察

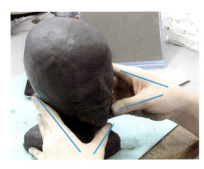 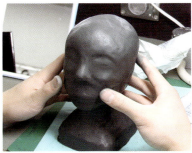

図 5-61，62　手指の骨格構造と造形形態

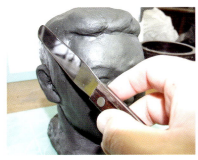 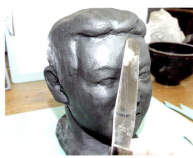

図 5-63，64　歯科技工用インスツルメントを使用することで，造形形態が手指の骨格構造の影響を受けにくい

6 歯科技工と色彩

到達目標

① 演色性について説明できる.
② 錐体, 桿体と色知覚について説明できる.
③ 色の三属性とマンセルシステムについて説明できる.
④ 同時対比の種類とその現象について説明できる.

　ヒトの目は, 750万色の識別が可能なほど色覚が発達しており, ほかの生物にない進化を遂げている. ゆえに歯科補綴治療では, 顔や口唇と歯の (色彩の) 調和など, 審美歯科や歯科の色彩についての十分な知識が必要となる. 歯の色の微妙な違いは, その患者の個性, 健康状態などの表れとして心理, 社会生活に大きく関与する因子になる. それだけに, 歯科医師, 歯科技工士らによる患者の美的要求を統括する十分なミーティングが必要とされ, そのための知識, 感性, 技術などを高めなければ患者の求める歯科医療になりえず, そこに**色彩理論**を学ぶ必要性がある.

1 色彩の基本

1) 色彩理論のはじまり―ギリシャ時代の色彩理論―

　われわれの生活環境は, 色に満ちあふれ, 色のない環境では, いまの生活レベルを維持できない. では, 現代の色彩学のように, 色が科学的にとらえられたのはいつであろうか.

　紀元前500年頃のギリシャ時代, タレス, アリストテレス, デモクリトス, プラトンなどが, それぞれ「色」について述べている. それは, 人の目から光のようなものが出ていて, それがものの形や色をとらえるという考えや, 自然四元素である空気と水は「白」, 火は「黄」, 土は「その他のさまざまな色」として, それらの組み合わせにより, すべての色が発生するというものであった.

2) 近代の色彩理論―ニュートンの色彩理論―

　万有引力の発見で有名な物理学者アイザック・ニュートンは, ケンブリッジ大学在籍中 (1666年) に色について実験と研究を積み重ね, 全く新しい色彩理論を組み立てた.

　色は物体についているものではなく, 物体に当たっている光のなかにあるという理

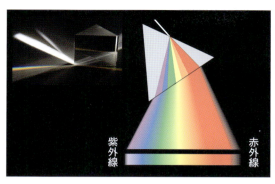

図6-1 光成分の波長の違いにより屈折率が異なる

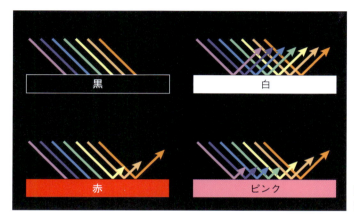

図6-2 光成分の反射・吸収と色の見え方

論である．ニュートンは，プリズムに太陽光を当てて，その光を「赤，橙，黄，緑，青，藍，紫」に分類した（図6-1, 2）．また，白い物体を赤色光で照らすと赤く見え，赤い物体に緑色光を照らすと黒くなって見えることを見い出した．つまり，どのような物体も，照明光の色（種類）によって違って見えること（**演色性**）を発見したのである．

2 色を見る

1）光と色

　高速道路のトンネルに設置されているナトリウム照明では，綺麗なボディカラーの自動車の色もくすんで見えることがある．つまり，色を正しく認識するためには，演色性（光の種類と特性）について知っていなければならない．

　自然光（太陽光），**人工光**（蛍光灯，白熱灯）など，どのような種類でも光があれば色を見ることができるが，すべて同じに見えるわけではない（図6-3）．自然光は，われわれの目に最も優しい光であり，光成分の偏りが少ないので，おおいに利用すべきである．

　特に歯科技工のように，精度の高い色の評価が必要な場合は，次の事項などに注意

歯科技工造形学

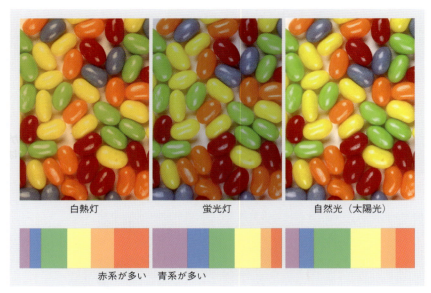

図 6-3　演色性（光の種類と特性）

をはらうべきである．

　①直射日光を避け，散光（北向きの窓からの光）を採り入れる．

　②朝・夕焼け時には，光の成分に偏りがみられるので避ける．

　③隣接建造物や木の葉の反射光，色つきカーテンの透過光などを避ける．

　また，色調選択（シェードマッチング）など，人工光による評価が必要な場合，色評価用蛍光灯を利用するとよい．

2）眼球構造と機能

　「色を正しく認識すること」というテーマでは，「演色性」と「眼球構造と網膜」を因子として省くことができない．

　水晶体を通過した光が網膜に達し，網膜に像が映し出され，その刺激が視神経を通り，色や形を感じることができる．このなかで網膜の担う役割は大きく，構造や組織は複雑である．

　「見ることのメカニズム」（p.9）で述べたとおり，網膜には桿体と錐体という 2 種類の視細胞がある．桿体は光に対する反応に優れ，錐体は色に対する反応に優れている．桿体は，弱い光に敏感に反応し，暗いところで活動を盛んにする．また，青や紫の領域に高い感度を示す（図 6-4）．錐体は，明るいときに活動を盛んにし，赤や橙（オレンジ）の領域で高い感度を示す．すなわち，光量不足では青や紫が栄えて見え，逆に十分な光量下では，赤や橙（オレンジ）が目立つことになる．また，色を識別するのに視細胞の桿体，錐体の分布状態や比率が大きく関与し，特に錐体を多くもっていると色彩感覚が豊かになり，少ないと乏しくなる．

6. 歯科技工と色彩

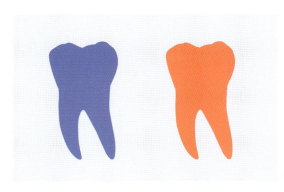

図 6-4　薄暗い環境では青が栄え（桿体の働きによる），明るいところでは赤が映えて（錐体の働きによる）見える

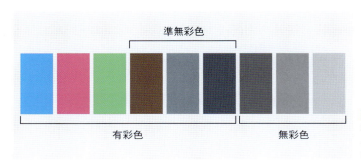

図 6-5　無彩色と有彩色
右3色が無彩色，左6色は有彩色と分類できる．中央3色のような色を準無彩色とよぶ場合がある．

3　無彩色と有彩色

　色には白，黒，灰色のように，色味の全くない**無彩色**と，赤，青のような色味をもつ**有彩色**に分類できる．また，赤や青に無彩色を混色したような，少し色味のある色を「準無彩色」とよぶことがある（図6-5）．

4　色の分類と表示

　色を分類する簡単な方法は，「青」，「濃い青」，「薄い青」，「赤」，「ピンク」など色名によって分類することであるが，イメージする色は人によってさまざまである．色の扱いを容易にするため，色彩学ではさまざまな分類をし，数字や記号を用いて表記できるようにしている．

1）マンセルシステム

　1905年に画家であり色彩学者でもあるアルバート・マンセルが，絵の具でさまざまな色をつくり，色相，明度，彩度の三属性をもとに視感（ヒトの眼で見た感覚）で並べ，色の記号化（マンセル記号）や色彩球など独自の色彩体系を完成させ発表した．
　その後，1943年にOSA（アメリカ光学会）が，その色彩体系に修正を加え（修正マンセルシステム），今日色彩計画において，広く利用されるシステムとなった．

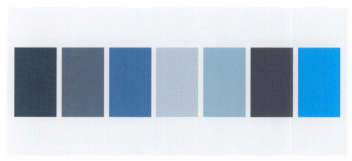

図 6-6　青い色のバリエーション

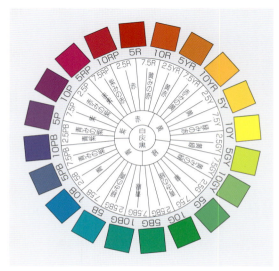

図 6-7　マンセルの色相環

（1）色の三属性

色を表すには**色相**，**明度**，**彩度**の3つの要素があり，これらを色の三属性という．

（2）色相（色味の違い：Hue）

色相とは，赤，青，緑といった色味の違いをいう．図 6-6 の色はすべて色相が青である．

プリズムで分光された光は，屈折率の低いほうから「赤，橙，黄，緑，青，藍，紫」の順に並ぶが，そこに赤紫，黄緑，青緑を加えた全部で 10 色相を主要色相とし，さらにその主要色相を人の眼で観察して等しく 10 段階に分割し，円上に並べた図を**マンセルの色相環**（図 6-7）という．特徴として，隣り合う色どうしは，性質が似かよっており，対角線上に位置する色は，逆の性質をもつ色（補色または反対色）になるよう構成されている．

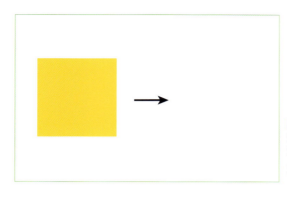

図 6-8　**補色残像実験**
黄色を約1分間注視すると，疲れなどから逆の性質をもつ色がちらつき出す．白い画面に目を移すと，マンセルの色相環にある対角線上の色が観察できる．

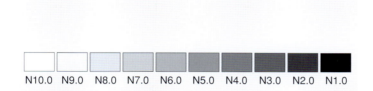

図 6-9　**無彩色の明度**
理想的な白から理想的な黒まで10段階に分割されている．

　図 6-8 の補色残像実験を体験し，より理解を深めていただきたい．日常の義歯製作時には，赤いパラフィンワックスを長時間目にすることが多い．その場合，人工歯歯頸部に補色の青緑の残像がみえる場合がある．これが気になる場合には，青や緑などで作業机の環境を構築すればそのちらつきを抑えることができる．

(3) 明度（明るさの度合：Value）

　明度とは，明るさの度合を指す．理想的な白（100％の反射率）で10，理想的な黒（100％吸収）で0，それらを知覚的に10段階に分割し，数値をつけて表示している．一般に10～9程度を白，2～0程度を黒とし，その中間を灰色という．図 6-9 は右にいくに従い明度が小さく（低く）なる．

(4) 彩度（色味の強さ：Chroma）

　彩度とは，色味の強さを表す．最も色味の強い色を純色といい，彩度が高いと鮮やかな色になり，低いとくすんだ色になり，無彩色が最も彩度が低いということになる．色相と明度の段階のように，無彩色からの隔たりで1～10…14のように目盛りつけされている（図 6-10）．

歯科技工造形学

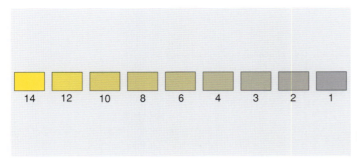

図 6-10 **彩度**
右にいくに従い彩度が低くなる

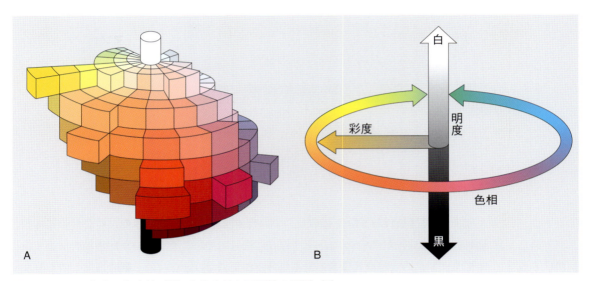

図 6-11　マンセルの色立体（A）と色立体と三属性の関係（B）

（5）マンセルの色立体

　無彩色を中心軸とし，色相を中心角，彩度を中心からの距離で表し，円筒座標で表記できる．この立体を**マンセルの色立体**（図 6-11）という．

　外周が示す彩度は，色相によって異なるため，複雑な形を呈しているが，この色立体は，三属性によるさまざまな色表示を的確に表している．

（6）マンセルシステムの色表示

　基本的に三属性それぞれの段階化された数値を色相，明度，彩度の順に表す．たとえば，色相が 5 R で，明度は 5，彩度は 6 の場合「5 R5/6」と表示し（図 6-12），「5 アール，5 の 6」と読む．無彩色の場合「N5：エヌの 5」のように示される．

6. 歯科技工と色彩

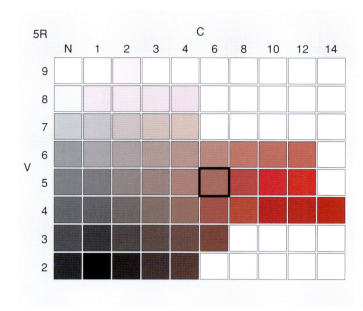

図 6-12 マンセルシステムの色表示
マンセルの色相環で 5 R は赤を示し，左右に彩度，上下に明度を表している．「5 R 5/6」は黒枠で囲った色を示す．

5 色の見え方

あるもの（色）を見るときには，周りの色が影響して，そのものだけを見るときと違って見えることが多い．これを色の対比現象（同時対比）という．また，補色残像実験で見えた色（補色）が，次に見る色に影響するような現象を継時対比という．

1）同時対比の種類

（1）明度対比

図 6-13 の灰色は同じ明度であるにもかかわらず，周りの色の影響で同じには見えない．背景色が明るい場合には注視する色は暗く見え，背景色が暗い場合にはその逆に見える．

（2）彩度対比

図 6-14 の橙（オレンジ）は同じ色であるにもかかわらず，そのようには見えない．背景色が鮮やかな（高彩度）場合，注視する色はくすんで見え，背景色がくすんでいる（低彩度）場合には，その逆に見える．

（3）色相対比

図 6-15 の中央の橙（オレンジ）は，左では赤との対比で黄色味が強くなり，右は黄色との対比で赤味が強く見える．

55

歯科技工造形学

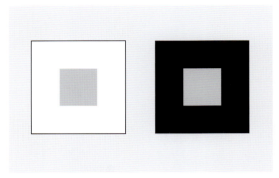
図 6-13　明度対比

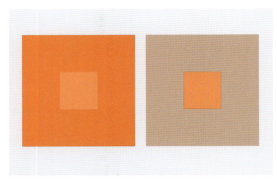
図 6-14　彩度対比

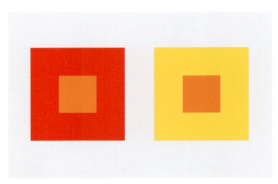
図 6-15　色相対比

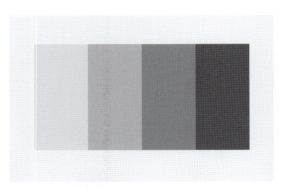
図 6-16　辺縁対比

（4）辺縁対比

図 6-16 は無彩色による縦縞模様であり，各面には単一色が印刷されているにもかかわらず，左右の色によって，各面の辺縁部が大きく影響を受けている．明るい色はより明るく，暗い色はより暗く，この場合，瓦屋根状の溝に見える．

歯冠色の観察（特に変色歯の観察）には，この現象をよく理解しておくことが必要である．

（5）補色対比

緑と橙（オレンジ）を個別に観察するより，橙（オレンジ）を緑で取り囲んだほうが鮮やかに見える．これは，橙（オレンジ），緑がそれぞれ互いにない性質をもっており，それぞれを引き立たせる効果が働いているからである（図 6-17）．

6. 歯科技工と色彩

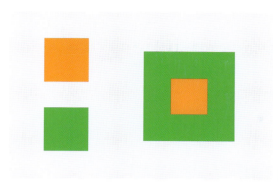

図 6-17　補色対比

2）技工作業と色彩環境

　　以上述べてきたように，普段目にする石膏模型，実習作品などの色は，すべて背景色の影響を受けているといってよい．それらの現象を正しく理解したうえで作業する場合とそうでない場合とでは，将来，補綴装置の色表現において大きな違いを生むことになるだろう．また，この現象を踏まえて，効果的な色彩環境計画が立案できれば，さらによい．

　　たとえば，作業机の机上面をN5程度（グレー色，白と黒の中点）の艶消しとすれば，観察物は，色相対比の影響を受けず，さまざまな機材，材料などの明度の影響も（白や黒の背景の場合ほど）受けないで作業できる．また，歯冠色の観察には，白に近い色の紙などを用意し，背景として利用するとよい．観察物の背景の明度は，背景をやや低めに設定すると観察しやすくなるので応用すべきである．

7 歯科臨床における色彩

到達目標

① 色の三属性と歯の色彩との関係を理解できる.
② 天然歯の色について理解できる.
③ 色調選択（シェードマッチング）の目的と方法を理解できる.

1 セラミック修復における色の表現

1）歯の色彩

　　先述したように，色の三属性として色相，明度，彩度の3つの要素があり，この組み合わせによって歯の色がほぼ決まる（p.52参照）.

　　色相は，「赤みがかっている」，「黄みがかっている」といった色合を示す. **明度**は明るさの度合を示し，**彩度**は同じ色にも「鮮やかである」とか，「くすんでいる」というように，鮮やかさの度合を示す.

2）色の三属性と補綴装置の色

　　セラミック修復において，隣接する残存歯の色に調和する補綴装置を製作するためには，色相，明度，彩度のうち明度をいかにコントロールするかが重要である.

　　たとえば，前歯の切縁領域の透明度は，その患者の歯の個性に深い関わりをもつが，透明度は明度，彩度に影響を及ぼす. また，デンティン色陶材層の厚みが異なる場合や，陶材焼付金属冠とオールセラミッククラウンのように，光の入反射が異なる補綴装置においても，明度をコントロールしないと残存歯の色にマッチする補綴装置を製作することはできない. これは口腔内では背景が暗いために，彩度は一致していても明度が異なると，色が全く調和していないように見えるからである.

　　色調選択（シェードマッチング）で歯冠色を観察する際には，**色相**，**明度**，**彩度**以外に4つめの属性として**透明度**を考慮すべきである.

2 天然歯の色

　天然歯の色は，黄白色から黄褐色まで個人によってさまざまである．また，同一口腔内においても，歯種によって色調が異なったり，加齢による象牙質の変化，エナメル質の透明化，着色など，色調に変化が起こる．

1）前歯の色

　歯は，歯頸部に比べて切縁領域の透明性が高い．特に前歯では，切縁領域の透明性が各個人の個性を決定づけている．また切縁領域では，入射光が歯の内部で散乱し青味がかって見える**オパール効果**が認められることがある（図7-1〜4）．また，切歯と比べて犬歯では色調が濃くなる傾向がある．

2）臼歯の色

　臼歯は前歯に比較して明度が低く，歯冠外形に対して切端色の占める割合が多い．また，比較的透明性は低い．

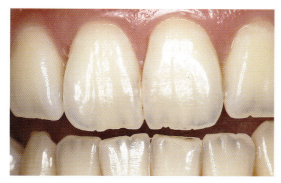

図7-1　青味がかったオパール効果が認められる切縁領域

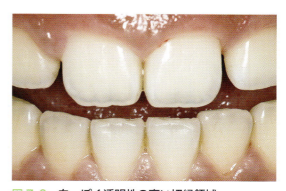

図7-2　白っぽく透明性の高い切縁領域

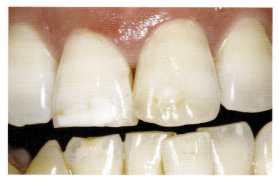

図7-3　エナメル質の石灰化の不良により白濁した切縁領域

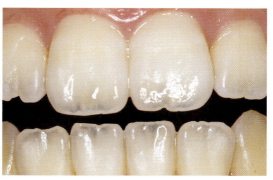

図7-4　切縁中央部の透明性が高い切縁領域．オレンジ系の指状構造が見える

歯科技工造形学

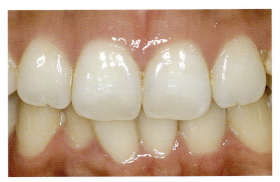

図7-5 明度が高く，白っぽい色を呈する若年者の歯

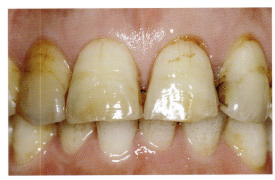

図7-6 加齢による明度の低下，彩度の上昇，着色，変色が認められる歯

3）加齢による色調の変化

　一般的に若年者ほど白色傾向が強く，加齢によって明度が低下し，彩度が上昇して褐色を呈するようになる（図7-5，6）．

3 色調選択（シェードマッチング）

　審美性を要求される補綴装置では，補綴装置周辺の残存歯に調和した色を再現しなければならない．そのために，シェードガイド（歯の色見本）を用いて残存歯の歯冠色を正確に選択（シェードマッチング）する．

1）色調選択の手順

（1）シェードガイド

　通常臨床で使用されているシェードガイドは，16色が基本となっており，A，B，C，Dの色グループに分かれていて，A系統は5色，B，C系統は各4色，D系統は3色

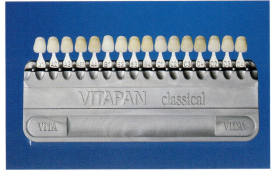

図7-7 臨床で一般的に使用されている16色のシェードガイド

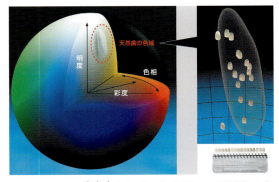

図7-8 CIE-$L^*a^*b^*$表色系の色空間での天然歯の色域は，楕円で示した範囲にある．16色のシェードガイド各色を並べると色分布は不規則な配列となる

60

7．歯科臨床における色彩

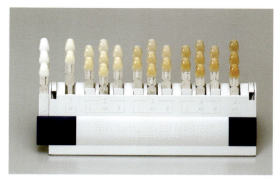

図7-9　CIE-$L^*a^*b^*$表色系に基づき明度，彩度，色相の順に系統立てて構成された29色のシェードガイド

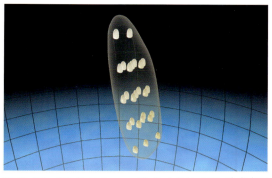

図7-10　29色のシェードガイドはCIE-$L^*a^*b^*$表色系の色スペクトラム空間に規則的な配列となる

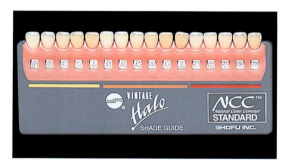

図7-11　歯肉付加型シェードガイド

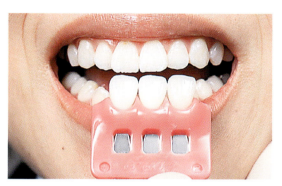

図7-12　歯肉（ガミー）にシェードガイドを装着し，歯冠色を選択する

で構成されている（図7-7，8）．ほかにも色見本の種類が26色，ホワイトニング対応のシェード3色を含むと29色のシェードガイドもある（図7-9，10）．このシェードガイドは，CIE－$L^*a^*b^*$表色系に基づいて明度，彩度，色相の順で系統立てて構成されているため，色調の選択に必要十分な天然歯の色空間を等間隔でカバーしている．

　図7-11，12は，16色のシェードガイドに歯肉（ガミー）を付加したシェードガイドである．色調選択時に歯肉の色が歯に透過し，それが色調の選択に影響を与えることに配慮したシェードガイドで，歯肉（ガミー）の色も患者に合わせて数色が用意されている．

（2）色調選択（シェードマッチング）

　シェードガイドの歯の形をしたシェードタブは，それぞれが抜き出せる仕組みになっている．色調選択時の歯の測色方向は，歯と同一平面，同一方向から比色するように注意し，患者の歯の色調を**視感比色法**を用いて色調選択を行う．

　視感比色法とは，肉眼でシェードガイドと天然歯を見比べて歯冠色を選択する方法

歯科技工造形学

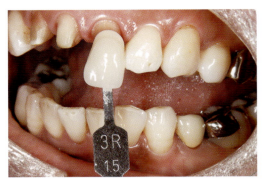

図 7-13　視感比色法による色調選択

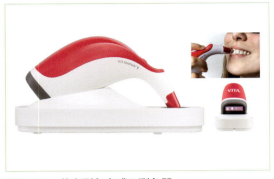

図 7-14　分光測色方式の測色器
歯からの反射光を測定し，そのデータを内蔵データベースと照合することで最も近いシェードを特定する．

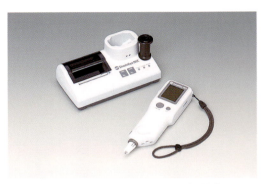

図 7-15　刺激値直読法を応用した色彩計
パルスキセノンランプを直径 3 mm の測色チップから発光させ，その反射光を三刺激値で表示する．

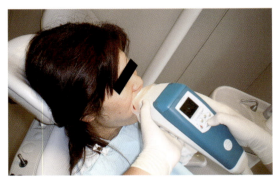

図 7-16　画像データ解析型の測色器
歯のデジタル画像から人工視覚技術を応用して歯冠全体のシェードマップを表示する．

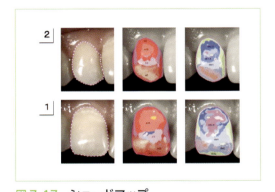

図 7-17　シェードマップ
歯の各部位の色が表示され，トランスルーセント（透明性）も表現できる．

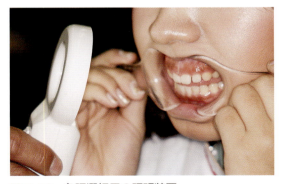

図 7-18　色調選択用の照明装置

で，臨床において歯冠色を選択する際の最も一般的な方法となっている（図 7-13）．しかし，この方法は，色を選択する術者の主観や能力，あるいは周囲の条件により誤差を生じることがある．

その他の測色法としては，**機械による測色法（デジタル測色）**やコンピュータで分析して色調を判断する方法がある．機械による測色法は，測色器を用いて色調選択を行う方法で，歯の一部分をスポット的に測色する方式や歯冠全域を測色する方式があり，歯の色を客観的に選択するのに適している（図7-14〜17）．歯冠色をコンピュータで分析して判断する方法は，デジタルカメラ，フィルムカメラで被測色歯を撮影し，その口腔内データを情報源とし，色を画像処理ソフトで分析して判断する方法である．

2) 色調選択の照明・場所

患者個々の歯の色を選択する際，照明の違いによって，色調の選択を誤ることがある．自然光も同様に一定ではないために，朝はやや赤っぽく見えたり，昼間や夕方は青みがかって見える．晴れの日や曇りの日など，気候によっても色調選択に影響がある．理想的には，先述のとおり（p.49参照），北向きの窓からの自然光か，自然光を遮断して色調評価用蛍光灯などの一定の照明下で色調を選択することが望ましい．また，昼夜を問わず一定の光源下で色調選択ができる専用の照明装置を応用する方法もある（図7-18）．

歯冠の色調選択をする部屋は，背景や周囲の色調が測色に影響するため，壁や部屋全体をグレーなどのモノトーンな色調に統一するのが理想である．

3) 患者に注意してもらう点

色調選択時に，背景や周囲の色調により歯の色が違って見えることがあるため，派手な色彩の服装を避けてもらい，女性の場合は，口紅を拭き取ってもらう．

8 コンピュータグラフィックス

到達目標

① コンピュータリテラシーと関連のある歯科技工を説明できる.
② グラフィックス,コンピュータグラフィックスについて説明できる.
③ モデリングとレンダリングについて説明できる.
④ モデリングとスカルプティングの技法の違いを説明できる.

1 リテラシー

1) コンピュータリテラシー

コンピュータリテラシーとは,目的を達成するために,コンピュータを用いて必要な技術を使いこなせる能力をいう.

本章の「コンピュータグラフィックス」と関連のあるコンピュータリテラシーは,近年,歯科技工に導入されたCAD/CAMを使用してクラウンやインプラントのカスタムアバットメントなどをデザインし,製作するための技術や能力がそれに相当する.歯科のCAD/CAMで主となる作業は,CAD用モデリングソフトウェアを使用して歯科修復物のデザインを行う際の,モデリング,レンダリング,スカルプティングなどの操作である(図8-1〜4).

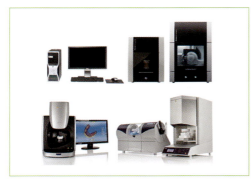

図8-1 市販されている歯科用CAD/CAMシステムの一例
(上:朝日レントゲン工業(株)提供,下:シロナデンタルシステムズ(株)提供)

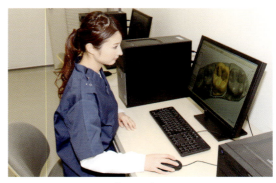

図8-2 CAD用モデリングソフトウェアによるクラウンの設計

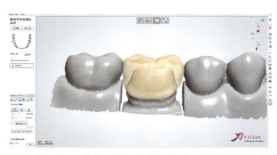

図 8-3　レンダリングによりクラウンの透過性を調整し支台歯との位置を確認する

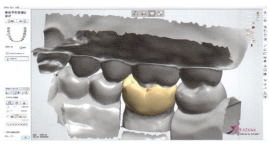

図 8-4　スカルプティングによる咬合接触点などの調整

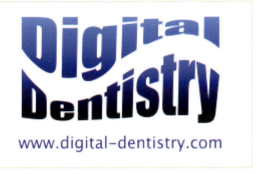

図 8-5　コンピュータグラフィックスによるロゴの制作例

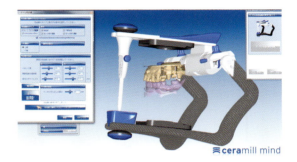

図 8-6　バーチャル咬合器を使用した作業

2) カラーグラフィックスの基本

　　グラフィックスとは，画像，製図（法）などの意味をもつ用語である．絵・写真，イラストレーション，ロゴ，図，グラフなどの視覚的表現，およびそれらを意図する目的に沿って平面上に構成した表現のことをいう（図 8-5）．

　　また，コンピュータを用いてそのような視覚的表現をグラフィックで生成・編集し制作することを**コンピュータグラフィックス**（**CG**：Computer Graphics）という．CAD/CAM 用のソフトウェアにも CG の技術が使われている（図 8-6）．

2　デザインと技法

1) カラーグラフィックスのソフトウェア

　　グラフィックスソフトは，コンピュータを用いて図形や画像データなどを扱えるソフトウェアの総称で，大別すると，**ペイントソフト**と**ドローソフト**がある．

　　ペイントソフトは，基本的にはピクセル単位（ディスプレイ画面に表示される色情報の最小単位）すなわちドット単位で絵が構成されているので写真などの加工に向き，ペンやブラシの機能を使用しながらの編集や，制作したイメージをシミュレーションすることができるソフトである．ドローソフトは幾何学的な図形や曲線を編集してイメージを制作することができるため，イラストなどの制作に向いているソフト

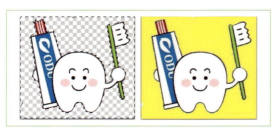

図 8-7　イラストレーターによる描画（左）とフォトショップでの背景のペイント（右）

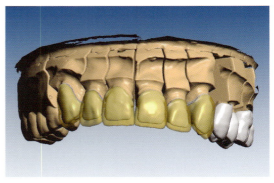

図 8-8　レンダリングによりリアルな質感でモデリング作業が直感的に行える

である．

　ペイントソフトには，ペイントソフトウェアのほかフォトショップ（Adobe 社）などの写真編集用ソフトウェアなどがあり，ドローソフトには，イラストレーター（Adobe 社）のようなベジェ曲線やスプライン曲線を利用してロゴデザイン，イラスト作成，CAD 図面などを制作するペンタブレット筆圧対応のソフトウェアがある（図 8-7）．歯科で使われている CAD のデザインソフトウェアも，これらのグラフィックソフトの要素と，モデリング機能と 3D レンダリング機能を統合した 3 次元ソフトウェアに属する．

2）モデリングとレンダリングの基本

　モデリング（Modeling）とは，3D グラフィックス（3 DCG）でモデル（物体）の形状を作成するプロセスをいい，モデリングではモデル表面の質感やライティングなどの特殊な効果は施されない．

　レンダリング（Rendering）とは，モデリングで制作した 3D モデルに，光源の位置・映りこみ，透明度などを付与しモデルに質感や立体感を与えるプロセスをいう（図 8-8）．モデリングされたデータは用途に応じて面を表示するサーフェスモデルと，サーフェスモデルの中身が詰まったソリッドモデル，辺のみを表示するワイヤーフレームモデルがある（図 8-9）．

　レンダリングの手法としてはレイトレーシング法（視点側から投影面に入ってくる光（レイ）を追跡（トレース）して，再現する手法），ラジオシティ法（光源や間接光を描画する手法）などがある（図 8-10, 11）．

　サーフェスレンダリング（Surface rendering）は，制作物の表面情報のみを抽出して 3D 画像を再構築する方法で，コンピュータグラフィックスの技法で 3D 立体を**ポリゴン**（Polygon）とよばれる多面体に置き換える．ほとんどの場合は，計算の容易さから三角形が使われ，制作物表面を微小な三角形のポリゴンに分割して数値デー

8. コンピュータグラフィックス

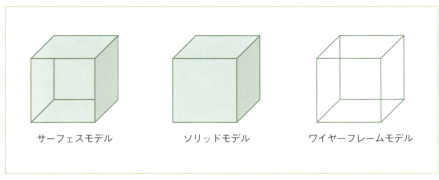

図 8-9　3D モデル

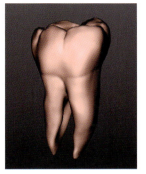

図 8-10　レイトレーシング法による手法

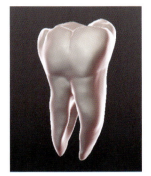

図 8-11　ラジオシティー法による手法

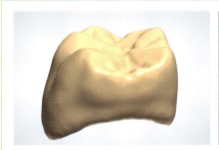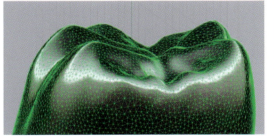

図 8-12　STL（三角形ポリゴン）データは歯科のオープンシステムの標準

タ化することで，全方位からの視点による物体の見え方を計算により生成し，画像としてモニターに描画する（図 8-12）．

　ポリゴン数を増やすほど精細な表現が可能となるが，データ量の増加により描画に時間がかかる．さらに，ある一点から光（仮想光源）をあて，陰影をつけることによって，よりリアルな立体感が表現される．この方法には，デプスキューイング法と

67

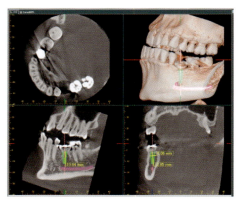

図 8-13　CT データから生成された上下顎骨のボリュームレンダリング画像
（（株）モリタ提供）

フォンシェーディング法がある．

　サーフェスレンダリングは，表面が鮮明なデータには効果的であるが，形状が曖昧なデータには不向きで，ポリゴン生成によりデータの精度が落ちてしまう欠点がある．

　ボリュームレンダリング（Volume rendering）は，ある視点より制作物を貫き，その線上の範囲にある輝度（ボクセル値）を収集したデータから三次元処理を行う方法で，サーフェスレンダリングが表面だけのデータなのに対し，ボリュームレンダリングは対象物の内部の情報も加味した処理が行われている．ボリュームレンダリングでは，サーフェスを生成しないため精度の落ちが少ないことや，曖昧なデータでも表現が可能なこと，内部の様子が理解しやすく全体像の把握が容易であることなどが特徴として挙げられる（図 8-13）．

3）スカルプティング

　スカルプティング（Sculpting）とは「彫刻する」という意味で，モデリングの基礎となる手法である．3D スカルプトソフトウェアは，制作物をモニターで見ながら直感的に粘土細工をする感覚で思いのままに立体造形することができる（図 8-14）．

　これまでの 3DCG は点と点をつなぎ，そこに面を貼って形を作るのが一般的な方法であったが，最近ではこのスカルプトという手法が，造形の自由度が高く細密なディテールの付与が高度なレベルで行えるため，3DCG で制作する際の標準的方法

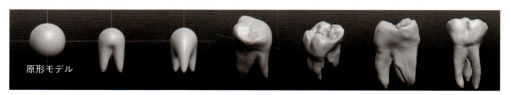

図 8-14　スカルプトソフトウェアによる上顎第一大臼歯の製作例

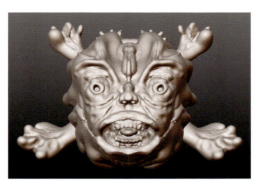

図 8-15　スカルプトソフトウェアにより製作されたキャラクターの一例

になりつつある．3DCG を用いた映画やゲームでは，生体などの形や表情などの表現力が格段に高いため欠かせない手法となっている（図 8-15）．

参考文献

1) 梅津八三ほか：心理学事典. 平凡社，東京，1957.

2) I.D. アルタモノーフ（倉嶋　厚，芹川嘉久子訳）：目の錯覚―映像時代におけるその積極的役割. 総合科学出版，東京，1972.

3) 土屋　潔：前歯の色彩学的研究. 歯科学報，73(1)：87 ～ 119，1973.

4) 中川喜晴ほか：天然歯の色の分析. 歯界展望，46(4)：527 ～ 537，1975.

5) 山本　眞：ザ・メタルセラミックス　第2版. クインテッセンス出版，東京，1982，345 ～ 445.

6) 中田満雄，北畠　耀，細野尚志：デザインの色彩. 財団法人日本色彩研究所監修，日本色研事業，東京，1983.

7) 真鍋一男ほか：色彩　造形のたのしさ. 財団法人日本色彩研究所監修，日本色研事業，東京，1991.

8) Ubassy, G.（青嶋　仁，片岡繁夫監訳）：フォルム＆シェード. クインテッセンス出版，東京，1993，17 ～ 47.

9) 横塚繁雄ほか：歯科技工士教本　歯冠修復技工学. 医歯薬出版，東京，1995，26，111.

10) 指宿真澄：歯冠色のアート. ジーシー，東京，1995.

11) 上野乃武彌ほか：歯科技工士教本　造形美術概論. 医歯薬出版，東京，1995.

12) 田村勝美："色"の的確伝達・再現へのアプローチ―より的確・高度なカラーコミュニケーションによる審美補綴物の構築を目指して. 前）審美補綴物製作のための，天然歯の"色"計測と伝達. 歯科技工，27(5)：546 ～ 564，1999.

13) 田村勝美，田辺　学："色"の的確伝達・再現へのアプローチ―より的確・高度なカラーコミュニケーションによる審美補綴物の構築を目指して. 後）的確・高度なカラーコミュニケーションに基づく審美補綴物製作. 歯科技工，27(6)：674 ～ 701，1999.

14) 山﨑長郎：審美修復治療―複雑な補綴のマネージメント―. クインテッセンス出版，東京，1999，8 ～ 113.

15) 田中　誠："形"と"美"の体現―歯科技工士のための基礎からの造形美術概論―. 歯科技工，29（1～12）：44～45，206～207，348～350，492～493，662～663，778～780，898～900，1042～1043，1152～1164，1324～1326，1454～1457，1594～1597，2001.

16) 東京商工会議所編：カラーコーディネーションの基礎. 東京商工会議所，東京，2001.

17) 宮本敏夫：図解雑学　脳のはたらき　知覚と錯覚. ナツメ社，東京，2002.

18) B. エドワーズ（北村孝一訳）：脳の右側で描け　第3版. エルテ出版，東京，2002.

19) フォーラム11編：鉛筆デッサン入門. 遊友出版，東京，2002.

20) 東京商工会議所：カラーコーディネーションの基礎　第2版. 中央経済社，東京，2002.

21) 山本眞，西村好美，大畠一成：オールセラミック・レストレーションの可能性（前半）. QDT，28(11)：41 ～ 61，2003.

22）山本　眞，西村好美，大畠一成：オールセラミック・レストレーションの可能性（中編），QDT，28(12)：33 ～ 56，2003.

23）山本　眞，西村好美，大畠一成：オールセラミック・レストレーションの可能性（後編），QDT，29(2)：17 ～ 43，2004.

24）田中　誠：臨床で活かす歯科技工士の造形美術概論～歯科における造形・色彩，美術～．歯科技工，33(1～5)：14～16，226～231，280～284，458～462，612～617，2005.

25）青嶋　仁：シェードテイキングの基礎と臨床上のポイント―基本編―．QDT，30(1)：18 ～ 23，2005.

26）斉藤　勇：シェードテイキングの基礎と臨床上のポイント―応用編―．QDT，30(1)：24 ～ 29，2005.

27）全国歯科衛生士教育協議会監修：最新歯科衛生士教本　心理学．医歯薬出版，東京，2007.

28）色の分類．〈http://rock77.fc2 web.com/main/color/color1-1.html〉

29）戸津川　晋：インキのはなし．〈http://www.jfpi.or.jp/printpia/ink/story01.htm〉

30）視覚．〈http://ja.wikipedia.org/wiki/%E8%A6%96%E8%A6%9 A〉

31）清水　豊：触覚情報伝達．〈http://www.tsukuba-tech.ac.jp/info/kenkyu/kaken/trans.html〉

32）知覚心理学　触覚．〈http://www.propellershaft.net/psycho/s8.htm〉

33）福田忠彦：感覚の生理と心理．〈http://gc.sfc.keio.ac.jp/class/2003_14454/slides/12/index_66.html〉

34）東洋インキ：TOYO INK 1050+　仕事で使える色彩学　基礎編 #02　カラーシステム．〈http://www.toyoink1050 plus.com/color-solution/chromatics/basic/002.php〉

35）日本色研事業：いろのはなし　マンセルシステム．〈http://www.sikiken.co.jp/colors/colors08.html〉

索 引

い
色 　2

え
鋭角の鈍角化 　13
演色性 　49

お
オパール効果 　59

か
角膜 　9
過大視 　13, 14
形 　2, 11
　一の知覚 　11
硝子体 　9
感覚器官 　6
桿体 　9
眼房水 　9
顔面表情 　39

き
機械による測色法 　63
幾何学的錯視 　12
基本的造形形態 　20
嗅覚 　6

く
クロスハッチング 　19
口元 　38

こ
コンピュータグラフィックス
　64, 65
コンピュータリテラシー 　64
虹彩 　9
個性的な形態 　39

さ
サーフェスレンダリング 　66
左右対称形 　1
彩度 　52, 53, 58
彩度対比 　55

三次元知覚 　15

し
シェイディング 　19
シェードガイド 　60
シェードマッチング 　58, 60
シンメトリー 　1
視覚 　6
視覚情報 　7
視感比色法 　61
視細胞 　9
自然光 　9, 49
自然の姿 　1
色彩 　48
色彩理論 　48
色相 　52, 58
色相対比 　55
色調選択 　58, 60
主図形 　13
縮小視 　13, 14
条件図形 　13
触圧覚 　6
触覚 　6
触覚情報 　7
人工光 　9, 49

す
スカルプティング 　68
図 　11
水晶体 　9
錐体 　9

せ
セラミック修復 　58

そ
造形表現 　42

た
対象 　11

ち
中心窩 　10
聴覚 　6

て
デジタル測色 　63

と
ドローソフト 　65
透明度 　58
瞳孔 　9
同時対比 　55

に
人間の歯らしさ 　5

は
歯の色彩 　58
背景 　11

ひ
表情筋 　39

へ
ペイントソフト 　65
辺縁対比 　56

ほ
ポリゴン 　66
ボリュームレンダリング 　68
補色対比 　56

ま
マンセルシステム 　51
マンセルの色立体 　54
マンセルの色相環 　52

み
味覚 　6

む
無彩色 　51

め
眼 　38
明度 　52, 53, 58
明度対比 　55

73

も

モデリング	66
網膜	9
毛様体筋	9

ゆ

有彩色	51

り

理論的陰影	20

れ

レンダリング	66

【著者略歴】

桑田 正博（くわた まさひろ）
1956年　愛歯技工士養成所（現愛歯技工専門学校）卒業
1981年　ボストン大学歯学部客員教授
2002年　愛歯技工専門学校校長
2014年　愛歯技工専門学校名誉校長
2021年　逝去

木下 浩志（きのした ひろし）
1975年　大阪歯科大学附属歯科技工士学校卒業
1976年　大阪歯科大学附属歯科技工士学校専修科修了
1999年　大阪歯科大学歯科技工士専門学校教員
2001年　大阪経済大学経営学部経営学科卒業
2017年　P.K Lab 代表

田中 誠（たなか まこと）
1985年　京都精華大学美術学部造形科卒業
1991年　行岡医学技術専門学校卒業
1991年　愛歯技工専門学校教員
2019年　愛歯技工専門学校校長

最新歯科技工士教本
歯科技工造形学

ISBN978-4-263-43168-9

2017年 3月10日　第1版第1刷発行
2025年 1月20日　第1版第5刷発行

編　集　全国歯科技工士教育協議会
著　者　桑田　正博
　　　　木下　浩志
　　　　田中　　誠
発行者　白石　泰夫
発行所　医歯薬出版株式会社

〒113-8612　東京都文京区本駒込1−7−10
TEL.（03）5395—7638（編集）・7630（販売）
FAX.（03）5395—7639（編集）・7633（販売）
https://www.ishiyaku.co.jp/
郵便振替番号 00190-5-13816

乱丁，落丁の際はお取り替えいたします　　印刷・あづま堂印刷／製本・皆川製本所
© Ishiyaku Publishers, Inc., 2017. Printed in Japan

本書の複製権・翻訳権・翻案権・上映権・譲渡権・貸与権・公衆送信権（送信可能化権を含む），口述権は，医歯薬出版（株）が保有します．
本書を無断で複製する行為（コピー，スキャン，デジタルデータ化など）は，「私的使用のための複製」などの著作権法上の限られた例外を除き禁じられています．また私的使用に該当する場合であっても，請負業者等の第三者に依頼し上記の行為を行うことは違法となります．

JCOPY ＜出版者著作権管理機構 委託出版物＞
本書をコピーやスキャン等により複製される場合は，そのつど事前に出版者著作権管理機構（電話 03-5244-5088，FAX 03-5244-5089，e-mail : info@jcopy.or.jp）の許諾を得てください．